Nils Altner, Birgit Ottensmeier

Alt werden wie ein Baum – Die Wissenschaft und Kunst des achtsamen Älterwerdens

Alt möcht ich werden wie ein alter Baum,
mit Jahresringen, längst nicht mehr zu zählen,
mit Rinden, die sich immer wieder schälen,
mit Wurzeln tief, dass sie kein Spaten sticht (...)

Alt möcht ich werden wie ein alter Baum,
zu dem die sommerfrohen Wandrer fänden,
mit meiner Krone Schutz und Schatten spenden
in dieser Zeit, wo alles neu beginnt (...)

(Louis Fürnberg)

Alt werden wie ein Baum

Die Wissenschaft und Kunst des achtsamen Älterwerdens

Nils Altner, Birgit Ottensmeier

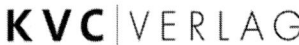

KVC Verlag
NATUR UND MEDIZIN e. V.
Am Deimelsberg 36, 45276 Essen
Tel.: (0201) 56305 70
Fax: (0201) 56305 60
www.kvc-verlag.de

Altner, Nils; Ottensmeier, Birgit
Alt werden wie ein Baum – Die Wissenschaft und Kunst des achtsamen
Älterwerdens

Wichtiger Hinweis: Für Angaben über Dosierungsanweisungen und Applika-
tionsformen kann vom Verlag keine Gewähr übernommen werden. Jede Dosierung oder
Applikation erfolgt auf eigene Gefahr des Benutzers.

ISBN 978-3-945150-51-1
© KVC Verlag – NATUR UND MEDIZIN e. V., Essen 2016
© arlacastagno – Fotolia.com (Umschlagvorderseite)
   aletia2011 – Fotolia.com (Umschlagrückseite))

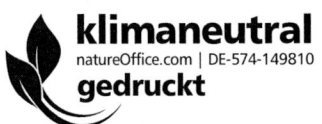

Umschlaggestaltung: eye-d Designbüro, Essen
Druck: Union Betriebs-GmbH, Rheinbach

Vorwort

Wie Gesundheit und Vitalität erhalten bleiben können, wenn naturheilkundliche Kenntnisse und Fähigkeiten unser Leben prägen, konnte ich vor kurzem in einer Email von einer 80 Jahre alten Dame lesen, die seit vielen Jahrzehnten Mitglied bei Natur und Medizin ist. Sie bedankt sich darin für die vielen Anregungen aus der naturheilkundlichen Forschung, die sie durch uns erhält. Seit kurzem, so schrieb sie, habe sie, nachdem sie seit langem mit Email und Internet vertraut sei, nun auch gelernt, per Skype mit ihrem Enkel in Griechenland zu sprechen.

Wach und interessiert bleiben, kontinuierlich freudvoll lernen und die eigenen Fähigkeiten entwickeln, dabei lebendige Beziehungen zu nahen Menschen pflegen und fürsorglich mit uns selbst und den anderen umgehen – wenn wir so leben können, stärken und nutzen wir die erstaunlichen selbstregulierenden und selbstheilenden Kräfte unseres Organismus. In diesem Buch sind die wichtigsten aktuellen Erkenntnisse dazu versammelt und kombiniert mit Anregungen, damit im eigenen Leben zu experimentieren.

In unserer Klinik für Naturheilkunde und Integrative Medizin in Essen vermitteln wir unseren PatientInnen diese Fähigkeiten zur Selbstheilung. Neben der europäischen Naturheilkunde beziehen wir dabei auch Wissen aus den traditionellen chinesischen und indischen Medizinsystemen ein. Zudem untersuchen wir im Auftrag der Bundesregierung, wie sich gesundheitsfördernde Lebensweisen präventiv umsetzen lassen. Hier forschen Nils Altner und Birgit Ottensmeier seit Jahren. In diesem Buch stellen sie ihr Wissen und ihre Erfahrungen erstmals umfassend einem breiten Publikum zur Verfügung.

Ich wünsche Ihnen, liebe Leserinnen und Leser, viel Entdecker-
freude und Gesundheit beim Lesen und Umsetzten.

Dr. Anna Paul

Inhalt

Einführung

Die Bremer Stadtmusikanten
Es hatte ein Mann einen Esel, der schon lange Jahre die Säcke un-
verdrossen zur Mühle getragen hatte, dessen Kräfte aber nun zu
Ende gingen, so dass er zur Arbeit immer untauglicher ward. Da
dachte der Herr daran, ihn aus dem Futter zu schaffen, aber der
Esel merkte, dass kein guter Wind wehte, lief fort und machte sich
auf den Weg nach Bremen; dort, meinte er, könnte er ja Stadtmu-
sikant werden.

Im Märchen der Brüder Grimm teilen Esel, Hund und Katze
ein gemeinsames Schicksal: Sie haben ihre Jugend hinter sich,
erfüllen die Erwartungen ihrer Herren an ihre Arbeitskraft nicht
mehr und machen sich deshalb auf, eine Lebensform zu finden,
die ihren Fähigkeiten entspricht und ihnen gefällt. Sie nehmen
noch den Hahn mit, der beinahe im Kochtopf gelandet wäre.
Die vier beginnen kurzerhand ein neues Leben, indem sie sich
auf ein gemeinsames Ziel ausrichten und so neuen Lebensmut
und neue Lebenskraft schöpfen. Vielleicht können die Bremer
Stadtmusikanten damit ein Sinnbild für uns sein. Denn auch für
uns steht im Alter ein neuer Lebensentwurf an.

Wir leben inmitten radikaler Veränderungen: Noch nie gab
es so viele Alte, denn unsere Lebenserwartung hat sich in den
letzten 130 Jahren verdoppelt. Sie liegt heute durchschnittlich
bei 82 Jahren für einen Mann und bei 85 Jahren für eine Frau,
Tendenz steigend. Und je länger wir zu leben haben, desto interessanter wird für jede und jeden von uns die Frage danach, wie
wir unser Leben gestalten wollen und können, damit es lange
gut ist. Noch nie stand uns so viel Wissen und Erfahrung zur
Verfügung darüber, was Älterwerden biologisch, psychologisch,

sozial und spirituell bedeutet und wie es sich gut gestalten lässt. In unserem Buch bringen wir aktuelle wissenschaftliche Erkenntnisse und Experimente zum eigenen Erproben dieser Erkenntnisse im Alltag zusammen.

Wie wollen wir die zweite Hälfte oder das letzte Drittel unseres Lebens auf der Erde nutzen? Wie gehen wir gut mit dem Geschenk des Lebens um, wenn wir ab der Lebensmitte spüren, dass der Vorschuss der Jugend an Gesundheit und Vitalität endlich ist und von jetzt an durch angemessene Maßnahmen erhalten werden will? Was heißt angemessen? Wie schaffen wir für uns Lebensbedingungen, die den natürlichen Bedürfnissen unserer Art des *Homo sapiens sapiens*, also des mordernen wissenden Menschen entsprechen? Wie ernähren, bewegen, belasten und erholen wir uns „artgerecht"? Und was tun wir mit den gewonnenen Jahren? Was wollen wir erleben und bewegen? Wofür wollen wir uns einsetzen?

In Zukunft wird die Lebensarbeitszeit sehr wahrscheinlich wieder länger werden, da weniger Junge nicht mehr die Rente all der vielen Alten erarbeiten können. Zugleich scheinen die Unterschiede zwischen der Alltagsgestaltung und der Sprache von Jungen und Alten immer größer zu werden. Wie bleiben wir dabei miteinander verbunden?

Es gibt so viel Sinnvolles, drängend Wichtiges und Schönes gemeinsam zu entdecken und zu verwirklichen wie noch nie. Wie wäre es, sich z. B. für Natur- und Klimaschutz einzusetzen? Der Erhalt der Natur und die Suche nach menschen- und lebensfreundlicheren Wertorientierungen und praktischen Umsetzungen im Alltag treiben immer mehr Menschen um. Und obwohl die Zeit gesellschaftlich drängt, haben wir heute individuell deutlich mehr Lebenszeit dafür. Es ist eine wunderbare Zeit zum Älterwerden!

Diese Fragen und Visionen waren für uns Anlass, das vorliegende Buch zu schreiben. Wir schöpfen dabei aus unseren eigenen Erfahrungen mit dem Älterwerden und aus der langjährigen wissenschaftlichen und praktischen Beschäftigung mit den Themen Gesundheit, Achtsamkeit und Entwicklung. Für unsere Lebensgestaltung spielen Stichworte wie Ressourcenorientierung und Selbstfürsorge eine wichtige Rolle. Antworten suchen wir auch in aktuellen, vor allem naturheilkundlichen und mind-body-medizinischen Erkenntnissen. Wir gehen davon aus, dass wir als „System Mensch" nach Heilung, Ganzwerdung und Ordnung streben, und dass selbst Krankheiten, Behinderungen oder Störungen im Grunde Ausdruck eines nach Balance und Entwicklung strebenden Organismus sind. Unsere „kranken" Anteile drücken einen noch nicht verstandenen, noch nicht integrierten Anteil unserer Lebensenergie aus, die wir jedoch grundsätzlich in der Lage sind zu verstehen, zu „behandeln" und mit Sinn zu füllen.

Als Orientierung für unsere Suche dient uns eine Haltung zum Leben, die von Achtsamkeit geprägt ist. So finden Sie diesen Begriff nicht nur in der Überschrift, sondern auch strukturgebend in den Dimensionen des Menschseins, an denen wir uns orientieren möchten.

Diese Dimensionen lassen sich als eine Spirale vorstellen, die sich in immer größer werdenden Kreisen weitet und sich im wahrsten Sinne des Wortes wie ein Farn im Frühling entwickelt. Dabei sehen wir diese Kreise als Aspekte eines integrierten Ganzen, die einerseits deutlich unterscheidbar sind, zum andern aber auch untrennbar miteinander verbunden. Das entstehende Bild, das den Jahresringen eines Baumes ähnelt, begleitet uns durch die Kapitel dieses Buches.

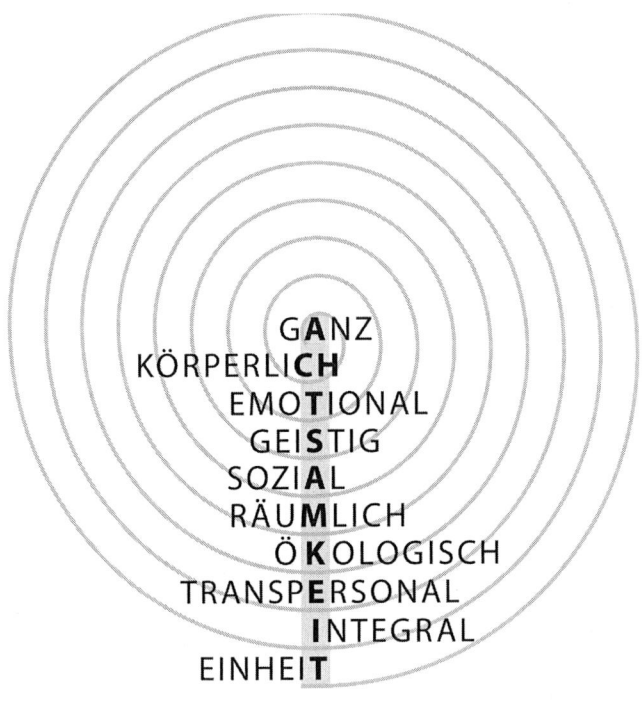

GANZ
KÖRPERLICH
EMOTIONAL
GEISTIG
SOZIAL
RÄUMLICH
ÖKOLOGISCH
TRANSPERSONAL
INTEGRAL
EINHEIT

Dimensionen des Menschseins:
Ganzheit
Körperliche Alternsprozesse
Emotional-geistige Dimension
Soziale Dimension
Räumliche Lebenswelt
Ökologie & Natur
Tanspersonale-integrale-Einheit

Achtsamkeit

Was meinen wir, wenn wir sagen, das Prinzip der „Achtsamkeit" sei das zentrale Thema für unser Verständnis von einem glückenden Leben und Altwerden?

Achtsamkeit bezeichnet für uns eine Geisteshaltung. Dabei geht es um eine bestimmte Art und Weise, mit unserer Aufmerksamkeit umzugehen. Im Alltag wird unsere Aufmerksamkeit ja von äußeren und inneren Ereignissen angezogen, die wir wahrnehmen, interpretieren und uns dann danach richten. Wenn einmal nichts passiert, was selten genug der Fall ist, dann erschafft unser Denken Inhalte, mit denen unsere Aufmerksamkeit sich beschäftigen kann. Unser Geist hält uns gewohnheitsmäßig auf Trapp und versucht, Momente des wirklichen Nichtstuns zu vermeiden. Dabei erleben wir Glück auf Dauer nur, wenn es uns hin und wieder gelingt, aus dem Tun und Erreichenwollen auch in ein gelassenes und erfülltes Sein zu gelangen.

Das ist eigentlich ganz einfach, und dennoch fällt es uns oft so schwer, diese Momente zuzulassen. Es scheint, als ob wir in uns eine antreibende Kraft haben, die diese glückhaften Momente verhindert. In einer aktuellen Studie zeigen amerikanische Forscher, dass von fast 500 Studienteilnehmern kaum jemand Freude daran hatte, für eine Weile von 6–15 Minuten allein zu sein und nichts zu tun, weder zu Hause, noch in einem Studienraum (Wilson et al. 2014). Viele unterbrachen diesen Zeitraum auch gegen die Abmachung mit Aktivitäten, z. B., um auf ihr Handy zu sehen. In einem Test mit 55 Personen verabreichten sich in dieser Zeit des Nichts-Tuns sogar 71 % der Männer und 25 % der Frauen aus Langeweile Elektroschocks, die sie zuvor als deutlich unangenehm bewertet hatten.

Wie kommt es, dass wir immer etwas zu tun brauchen und uns sogar lieber Schmerzen zufügen, als auch nur für eine viertel Stunde einfach nur da zu sein? Entspringt vielleicht sogar unsere ganze „Zuvielisation" mit all ihren Unterhaltungs- und Beschäftigungsstrategien diesem Drang, der Stille und dem einfach nur Da-Sein zu entkommen? Vielleicht haben sich im Verlauf der letzten 100 000 Jahre besonders die Gene von den Menschen durchgesetzt, die sich immer mit irgendetwas beschäftigt haben, die nicht zufrieden waren mit ihrer Gegenwart? Wenn das so ist, wäre Aktivismus, dauernde Unzufriedenheit und das „Tun" dagegen ererbt und das simple „Sein", auch das Glücklichsein, eine nicht vorgesehene Ausnahmesituation.

Schützt Achtsamkeit vor Erschöpfung?

Überlastung, Burnout, chronische Erschöpfung sind die neuen Epedemien, dabei hatten wir noch nie so viele technische Möglichkeiten, uns das Leben zu erleichtern. Wie soll das weiter gehen, vor allem auch dann, wenn in den nächsten Jahren deutlich weniger vitale junge Menschen heranwachsen?

Im Rahmen einer vom Bundesministerium für Bildung und Forschung in Auftrag gegebenen Studie zum Einfluss des demografischen Wandels auf Kreativität und Leistungsfähigkeit von Forschern und Entwicklern in Deutschland haben wir untersucht, ob Achtsamkeit eine Schutzwirkung auf psychische Belastung, Gesundheit und Arbeitsfähigkeit hat und wenn ja, welche (www.kreare.de). Dazu befragten wir 398 Beschäftigte aller Altersgruppen aus Forschung & Entwicklung. Die Auswertung der Antworten zeigte, dass mit 62 % über die Hälfte aller Befragten angaben, Symptome mittlerer und starker Erschöpfung aufzuweisen, d. h. unter Schlafstörungen zu leiden, sich ausgelaugt und lustlos zu fühlen, schnell irritierbar sowie generell erschöpft, müde und ausgebrannt zu sein.

Als Schutzfaktor fanden wir bei den Befragten eine ausgeprägte „Selbstachtsamkeit". Dies bedeutet, dass die Person sich für ihre eigenen Fehler und Schwierigkeiten nicht verurteilt, dass sie sich selbst freundlich behandelt, wenn Dinge im Leben schief gehen, dass sie mit Humor wahrnehmen kann, wie sie sich manchmal das Leben schwer macht, und dass sie auf die Motive ihrer Handlungen achtet. Die Datenanalyse ergab, dass die befragten Personen, die einen solchen bewussten und freundlich achtsamen Selbstbezug aufweisen, geringe Anzeichen für eine vitale Erschöpfung zeigen. Unsere Daten legen nahe, dass Selbstachtsamkeit als eine zentrale Gesundheitsressource vor Überschätzung der eigenen Kraftreserven, vor Überforderung und einer nachfolgenden vitalen Erschöpfung schützt. In weiteren Forschungsprojekten untersuchen wir, wie sich diese Erkenntnisse so in die betriebliche Gesundheitsförderung integrieren lassen, dass die Ressourcen der Beschäftigten für freudvolles, gesundes und kreatives Arbeiten über viele Jahre erhalten bleiben (www.refo-projekt.de).

Im Moment verweilen

Wir möchten mit diesem Buch anregen, die Aufmerksamkeit immer wieder nach innen zu lenken, um wahrzunehmen, was sich in uns regt, welche natürlichen Bedürfnisse und Rhythmen uns bestimmen und wie wir fürsorglich mit unserer inneren Natur umgehen können. Damit verbunden ist eine Haltung von Achtung und Fürsorge. Aus ihr heraus können wir üben, die

Erscheinungen in uns und in der Welt zunächst achtungsvoll wahrzunehmen, bevor wir vielleicht Urteile fällen, und uns dem Wahrgenommenen zuwenden oder uns davon abneigen. Wenn ich z. B. bemerke, dass mein Herz schnell schlägt, kann ich mich dieser Wahrnehmung zuwenden, die damit einhergehenden Körperempfindungen beachten und auch die Gedanken und Gefühle, die mein Geist dabei erzeugt, bemerken, ohne ihnen gleich schon zu glauben oder mich mit ihnen zu identifizieren.

Draußen in der Natur fällt es manchmal leichter, präsent zu sein. Denn im Wald zeigen sich die scheuen Bewohner nur, wenn wir unsere Aktivitäten sein lassen. Erst wenn wir ganz still für eine Weile an einem Ort bleiben, zeigen sich die Tiere. Eins nach dem anderen kommen sie dann aus ihren Verstecken. Das Stille und Verborgene entzieht sich dem Lärm und der Geschäftigkeit. Das gilt draußen im Wald und auch in unserem Innern. Was sich da wohl zeigen würde, wenn wir nach innen hin still würden?

Der Wunsch und gleichzeitig das Unvermögen, im Moment zu verweilen, ist ein altes Thema. Der Lausitzer Mystiker Jakob Böhme fand Anfang des 17. Jahrhunderts, „wem Zeit ist wie Ewigkeit und Ewigkeit wie Zeit, der ist befreit von allem Leid". Und 200 Jahre später lässt Goethe seinen Welterforscher Faust eine Wette mit Mephisto abschließen, dass er nie ruhen werde in seinem Forscherdrang und nie auch nur zu einem Augenblick sagen werde, „Verweile doch, Du bist so schön". Sie erinnern sich: Der Leibhaftige verspricht Faust alle Unterstützung, um seinen unbändigen Forscherdrang entfalten zu können. Im Gegenzug bietet Faust ihm seine Seele für den Fall an, dass er jemals in seinem Drängen nachlassen sollte und sich von einem Augenblick wünschte, dass er verweilen möge, weil er so schön ist.

Goethe veröffentlichte seinen Faust I im Jahr 1808. Da begann gerade die industrielle Revolution, und immer mehr Menschen wandten sich ab von der durch direkten Naturbezug und Naturrhythmen geprägten bäuerlichen Lebensweise und zogen in die Städte. Dort wurde der Lebenstakt bald von Maschinen, Fließband, Stechuhr, rollender Schicht und Effizienz geprägt.

Spätestens seit Anfang des 19. Jahrhunderts stürmen und drängen wir nun in faustischer Manier von einer Entdeckung zur nächsten Erfindung und immer schneller immer weiter, dass uns kollektiv schon ganz schwindelig geworden ist. Aufmerksamkeitsdefizite, Depressionen, Burnout, Übergewicht, frühe Herzinfarkte und andere Symptome der maßlosen Beschleunigung des Lebens eskalieren. Psychische Probleme nehmen epidemische Ausmaße an. Unser Leben erscheint uns außer Rand und Band. Und dabei scheint sich die Lebensgeschwindigkeit immer noch weiter zu erhöhen. Und wir, unsere Kinder und Enkel treiben atemlos mit.

„Verweile doch, Du bist so schön"

Was halten Sie davon, wenn wir das Zeitalter des faustisch getriebenen Schneller, Weiter, Mehr beenden? Heute, jetzt, hier. Es ist an der Zeit. Weder wir Menschen, noch die Erde halten dem Wachstumswahnsinn weiter stand. Es ist so deutlich absehbar, dass die Ressourcen in uns und in der Natur sich bald erschöpfen, wenn wir uns jetzt nicht besinnen und auf Regeneration umschalten. Halten wir inne und lassen das Zeitalter der Nachhaltigkeit beginnen.

Beginnen wir am besten mit uns selbst. Erlauben Sie sich den nächstbesten Moment mit einem „Verweile doch, Du bist so schön" zu begrüßen. Stoppen Sie ihre Agenda für eine Weile und lassen Sie sich in diesem Moment zur Besinnung nieder. Nehmen Sie wahr, was sich Ihren Sinnen darbietet. Schauen, riechen, fühlen, horchen, schmecken Sie den Moment in seiner prallen Fülle. Lassen Sie Ihre Brust sich mit einem genüsslichen tiefen Atemzug weiten. Vielleicht mögen Sie eine Hand auf Ihr Herz legen und sich dem Wunder dafür öffnen, dass Sie jetzt hier, an diesem Ort, warm, lebendig und bewusst gegenwärtig sind.

In solchen Momenten des Zu-uns-Kommens kann sich unser Sein weiten. Statt Enge und Ängstlichkeit können wir dann Ruhe und Freude am Sein empfinden, vielleicht auch Dankbarkeit für das Leben. Ihre Seele hat in diesen Momenten Gelegenheit, mit Ihrem Geist und Körper aufzuholen. Wenn Ihnen das gut tut, dann gönnen Sie sich solche achtsamen Momente immer wieder. Ein paar Minuten am Tag verändern schon Ihren Lebenstakt und Ihr Lebensgefühl. Eine Studie von französischen Kollegen findet Bestätigung dafür, dass eine Praxis von Achtsamkeit Ängstlichkeit reduziert und zugleich die Wahrnehmung für Zeit verlangsamt (Droit-Volet et al. 2014).

Literatur

Droit-Volet S, Fanget M, Dambrun M: Mindfulness meditation and relaxation training increases time sensitivity. Conscious Cogn. 2015; 31: 86–97.

Wilson TD, David Reinhard, Erin Westgate et al.: Social psychology. Just think: the challenges of the disengaged mind. Science. 2014; 345 (6192): 75–77.

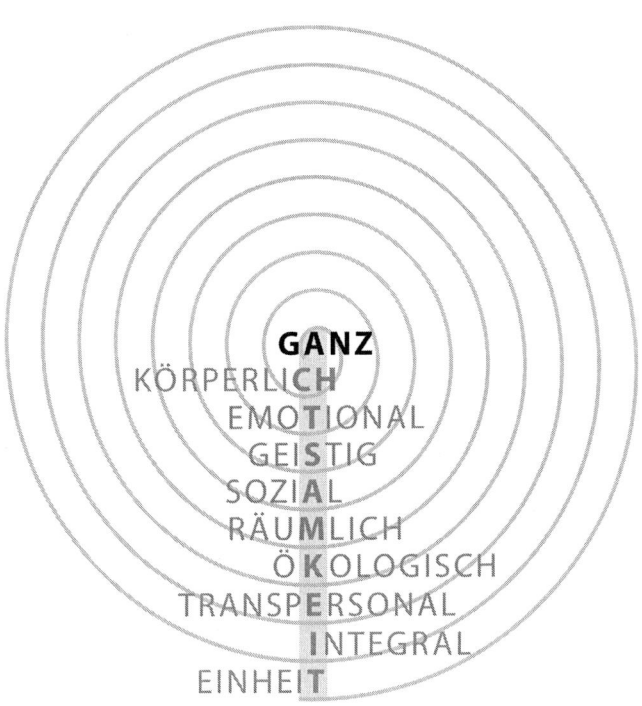

GANZ
KÖRPERLICH
EMOTIONAL
GEISTIG
SOZIAL
RÄUMLICH
ÖKOLOGISCH
TRANSPERSONAL
INTEGRAL
EINHEIT

Ganzheit

Wenn wir wollen, können wir unser Leben mit einem Kunstwerk vergleichen. In diesem Sinne einer bewussten, freudvollen und spielerischen Gestaltung unserer Lebensdimensionen laden wir in den folgenden Kapiteln durch praktische Übungen immer wieder konkret zu Selbstwahrnehmung, Selbstfürsorge und wertschätzender Kommunikation ein. Der Blick richtet sich dabei nach innen auf uns selbst und nach außen auf unsere Lebenswelt und unser Miteinander. Das, was wir drinnen und draußen wahrnehmen, macht die Fülle unseres *individuellen* Lebens aus. Der Begriff „Individuum" bedeutet auf Lateinisch das Nichtteilbare. Natürlich lässt sich unser Leben in die oben genannten Dimensionen aufteilen, doch ergibt sich in der Zusammenschau etwas, das weit über die Summe all dieser Teilaspekte hinausgeht: unser Leben in seiner Ganzheit als ein wirklich einmaliges Geschenk und Kunstwerk.

Weltfürsorge betreiben

Die Wurzeln unseres Lebens reichen bis in die Anfänge der Menschheit, ja bis zu den Anfängen des Lebens auf der Erde zurück. Unsere Gene tragen Informationen in sich, die durch unzählige Generationen von Frauen und Männern hindurch bis zu uns gereicht worden sind. Unser Körper baut sich ständig aus Molekülen auf und um, die vor uns bereits Bestandteile unzähliger anderer Pflanzen, Tiere und Menschen waren und es nach uns weiter sein werden. In unseren Körpern leben viel mehr für unsere Augen unsichtbare Mikroorganismen, als wir im ganzen Leben sichtbare Organismen zu Gesicht bekommen können.

Unser Gehirn umfasst Hirnstrukturen und -funktionen, die wir mit Reptilien, Säugetieren und anderen Menschen teilen. Unsere Gefühle und unser Verhalten entspringen Wahrnehmungs-, Interpretations- und Handlungsgewohnheiten, die sich im Verlauf der Evolution als überlebenstauglich bewährt haben. Einen Teil davon haben wir im Verlauf unseres Lebens abhängig von den Verhältnissen in unseren Familien und Kulturen ausgeprägt. Und ein Teil dieser art- und kulturspezifischen Prägungen steht unserer bewussten Wahrnehmung und Gestaltung zur Verfügung.

Indem wir hier und jetzt uns selbst und unsere Welt versuchen so mitzugestalten, wie wir es für gut, wahr und schön halten, tragen wir einen kleinen Teil zur Kulturentwicklung der Menschheit bei. Und da wir ja immer Teil der Menschheit und der Lebewesen auf der Erde sind, betreiben wir durch einen ressourcenorientierten Umgang mit unserem eigenen Leben, mit unserem Körper und unserem Geist auch immer ein wenig Weltfürsorge. „Be the change you want to see in the world." Beginnen wir mit der Weltgestaltung, dort, wo wir wirklich Einfluss haben: bei uns selbst.

Heilige, zeitlose Momente

Kennen Sie das Gefühl, einen besonderen Moment zu erleben? Sie fahren mit dem Fahrrad in der Sonne am Fluss entlang und auf einmal scheint sich Ihre Wahrnehmung für ein paar winzige Grad zu verändern und Sie erleben diesen Moment als besonders intensiv, vollkommen, beglückend, heilig oder sogar zeitlos? In diesen Momenten weiten sich unsere Brust mit einem erfüllenden Atemzug und unser Herz mit warmer Dankbarkeit und

Liebe. Und dieses Glück scheint weit über uns hinaus zu reichen. Es ist, als ob die Welt sich durch unser Bewusstsein selbst als wunderbar, einzigartig lebenswert und unendlich kostbar erlebt.

Gewinnen solche Momente an Bedeutung dadurch, dass wir uns ihrer bewusst werden? Es gibt Stimmen, die sagen, das menschliche Bewusstsein hätte sich einzig aus dem Grund entwickelt, damit das Universum sich durch unser Empfinden selbst als heilig erleben könne. Vielleicht trägt diese Interpretation unseres Hierseins dazu bei, dass wir unser Leben als sinnvoll erleben.

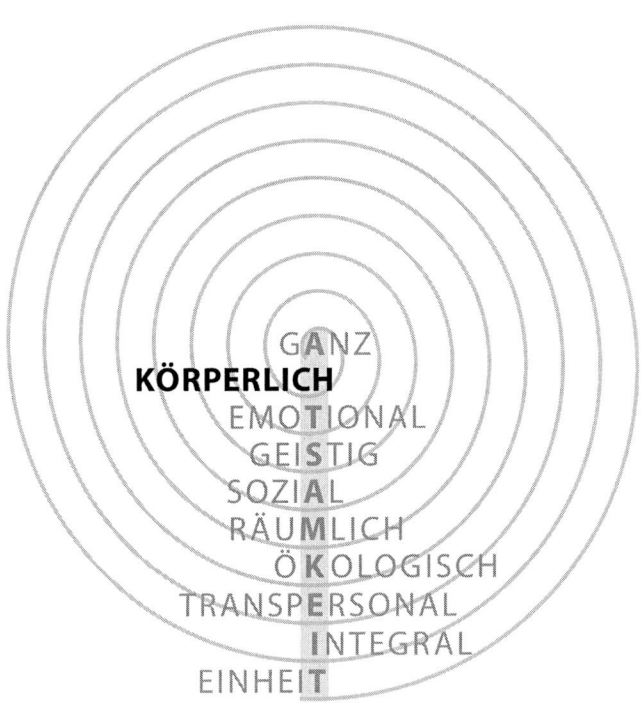

GANZ
KÖRPERLICH
EMOTIONAL
GEISTIG
SOZIAL
RÄUMLICH
ÖKOLOGISCH
TRANSPERSONAL
INTEGRAL
EINHEIT

Körperliche Alterungsprozesse

Wenn wir in der Lage sind,
seine Weisheit zu erkennen,
dann ist der Körper der beste Lehrer
und ein verlässlicher Führer auf unserer Reise.
(Reginald Ray)

„Nun, was ist dir in die Quere gekommen, alter Bartputzer?"
sprach der Esel. „Wer kann da lustig sein, wenn's einem an den
Kragen geht," antwortete die Katze, „weil ich nun zu Jahren
komme, meine Zähne stumpf werden, und ich lieber hinter dem
Ofen sitze und spinne, als nach Mäusen herumzujagen, hat mich
meine Frau ersäufen wollen. Ich habe mich zwar noch fortge-
macht, aber nun ist guter Rat teuer: wo soll ich hin?"

Wie der Katze im Märchen, ergeht es auch uns. Am Anfang unseres Lebens erhalten wir das Geschenk unseres Körpers ungefragt, und für die meisten von uns entfaltet sich dieses Geschenk in den ersten Lebensjahrzehnten mit einer robusten Ausstattung an Lebenskraft, Selbstregulation und Selbstheilung. Mit der Zeit nehmen diese Kräfte zwar ab, doch haben wir enormen Einfluss darauf, wie schnell und in welchen Schritten dies geschieht.

Was braucht unser Körper, und was braucht unser Geist, damit unsere selbsterhaltenden Fähigkeiten möglichst lange erhalten bleiben? Die Erkenntnisse aus über 100 Jahren naturheilkundlicher Praxis und Forschung lassen sich mit einem Wort zusammenfassen: Natur.

Als Naturwesen sind wir über hunderttausende von Jahren durch die Auseinandersetzung mit Naturgegebenheiten geprägt worden. Viele der Aspekte von Natur, die uns geformt haben, treten in polaren Entsprechungen und im Verlauf eines Jahreskreislaufes auf: Tag und Nacht, Hitze und Kälte, Überfluss an Nahrung und Mangel, Bewegung und Ruhe. Dazu kommt die Auseinandersetzung mit Mikroorganismen, Parasiten und anderen Herausforderungen. Im Verlauf des Lebens eines jeden Menschen und der Menschheit insgesamt erwachsen aus der Bewältigung der natürlichen Herausforderungen die Kompetenzen des Organismus, z. B. die Immunabwehr, die Regulation der Körpertemperatur, Beweglichkeit, Ausdauer usw.

Kulturentwicklung

Die letzten 10 000 Jahre und vor allem die letzten 100 Jahre waren davon geprägt, dass wir uns eine Kultur geschaffen haben, mit der wir uns die Bedrohungen, Beschwerlichkeiten und Unannehmlichkeiten der Natur zunehmend vom Leibe halten.

Deshalb verfügen wir heute über ein dauerhaftes Überangebot an industriell und global hergestellten Nahrungsmitteln und anderen Gütern. Wir haben uns mithilfe von elektrischem Licht, Heizungs- und Klimaanlagen weitgehend unabhängig vom Hell-Dunkel-, Warm-Kalt-, Tages- und Jahresrhythmus gemacht. Unsere Ruhephasen sind nicht mehr durch naturgegebene rhythmisch wiederkehrende Erscheinungen wie Dunkelheit oder Winter vorgegeben. Bedrohungen durch wilde Tiere oder aggressive Nachbarn sind auf ein Minimum geschrumpft. Hygienische Standards und die Verfügbarkeit von Antibiotika halten uns Parasiten und bedrohliche (aber auch nützliche) Mikroorganismen vom Leibe. Körperliche Arbeit in Landwirtschaft, Handwerk und Industrie verrichten nur noch wenige Menschen, die hauptsächlich Maschinen bedienen. Entfernungen überbrücken wir mit Kommunikationstechnik oder legen sie mithilfe von Transportmaschinen zurück.

Familiäre und soziale Rollen und Bezüge sind sehr frei gestaltbar. Und es ist uns heute weitestgehend möglich, auch ohne sie zu leben. Virtuelle Kooperation, Gemeinschaften und Realitäten treten zunehmend an die Stelle real-leibhaftiger Bezogenheit und Auseinandersetzung mit anderen Menschen.

Unsere Kulturentwicklung ist also geprägt von einer zunehmenden Befreiung von naturgegebenen Abhängigkeiten und Herausforderungen. Doch mit der wachsenden Unabhängigkeit entsteht auch ein zunehmendes Unverbundensein mit der Natur und miteinander. Dadurch sind wir weniger herausgefordert bzw. angeregt, viele der in uns angelegten Fähigkeiten zu entwickeln. Das betrifft z. B. folgende Fähigkeiten des Organismus:

- Kälte und Wärme ausgleichen.
- Durch Optimierung von Energiegewinnung und -verbrauch mit Nahrungsmangel umgehen.
- Ein optimales Körpergewicht erhalten.
- Muskelkraft und Beweglichkeit trainieren.
- Parasiten und Mikroorganismen immunologisch regulieren bzw. optimal nutzen.
- An- und Entspannung abwechseln.
- Nahrungsmittel, Kleidung, Energie und Alltagsgegenstände in lokalen Kreisläufen herstellen und recyclen.
- Verbundenheit oder auch Untrennbarkeit von sozialen, ökologischen und spirituellen Bezügen empfinden.

Doch natürlich können wir uns diesen Herausforderungen auch heute bewusst stellen und die entsprechenden Fähigkeiten bewusst erlernen und kultivieren. Was auch immer wir im Leben erleben, erreichen, vollbringen oder erkennen wollen, die Fürsorge für unser Wohlergehen liegt dem zu Grunde. In jungen Jahren zehren wir dabei von dem Vorschuss an Vitalität und Regenerationsfähigkeit, die uns die Natur zum Lebensanfang schenkt. Am besten tun wir daran, wenn wir lernen, gut für uns zu sorgen, solange dieser Vorrat der Jugend noch nicht aufgebraucht ist. Doch unsere Kultur legt uns das nicht nahe. Auch der Wellnesstrend ist oft eher auf Konsum und Äußerliches ausgerichtet und weniger auf eine nachhaltige und verinnerlichte Gestaltung des Lebens im Alltag.

Ein nachhaltig gestaltetes Leben

Ziele eines nachhaltig gestalteten Lebens wären ja der Erhalt und die Stärkung der Fähigkeiten unseres Organismus, sich selbst zu regulieren und zu regenerieren. Dazu würde auch gehören, hin und wieder krank zu sein und dann gute Bedingungen für die Entfaltung der Genesungsprozesse zu schaffen. Zeit, Ruhe, Unterstützung durch uns nahe und liebe Menschen und durch Mittel, die unsere Regenerierung unterstützen, würden auch dazu gehören. Und am Lebensende hätten wir Bedingungen in uns und um uns geschaffen, die uns, wenn wir Glück haben, erlaubten, würdevoll und präsent unser Lebenswunder zu beenden.

Ein langes, gesundes Leben gehört für die meisten von uns zu den erstrebenswerten Lebenszielen. Vielleicht ist dieser Wunsch ja auch einer der Motoren für die gesamte Kulturentwicklung, denn als Gesellschaft verwenden wir seit langem beträchtliche Ressourcen auf seine Verwirklichung. Und die Ergebnisse können sich sehen lassen: Während um das Jahr 1800 etwa 70 % der Menschen vor ihrem 20. Geburtstag starben und weitere 25 % ihren 60. nicht erlebten, betrug der Anteil der über 60-Jährigen in der Bevölkerung im Jahr 2010 knapp 30 %. Für das Jahr 2030 wird ein Anstieg auf fast 40 % erwartet. Bedeutsame Fortschritte in Hygiene, Arbeitsschutz, Recht und Medizin machen es möglich, dass immer mehr Menschen immer länger leben können. Zugleich ist die stetige Zunahme an älteren und alten Menschen in der Gesamtbevölkerung auch mit der immer häufigeren Entscheidung junger Menschen gegen (viele) Kinder zu erklären.

Von unserer biologischen Ausstattung her gehören wir zu den Tieren mit der höchsten maximalen Lebenserwartung. Die bei Menschen gelegentlich beobachteten ca. 120 Jahre Lebensspanne werden von nur wenigen anderen Tieren, wie z. B. den Schildkröten mit 150 Jahren, übertroffen. Dabei ist längst nicht klar, was Altern biologisch gesehen eigentlich bedeutet. Was genau geschieht, wenn wir altern, und welche Möglichkeiten gibt es, diese Prozesse so zu beeinflussen und gestalten, dass wir möglichst gesund, vital und lebensfroh altern und schließlich möglichst gesund sterben?

Nachfolgend soll eine Übersicht über aktuelle Vorstellungen und Erkenntnisse gegeben werden, die Zusammenhänge zwischen Altern, Ernährung, Bewegung sowie anderen Lebensstilentscheidungen und der Gesundheit und Lebensqualität erhellen. Sie geben den aktuellen Stand der wissenschaftlichen Erkenntnis wieder und sollten nicht als unumstößliche Wahrheiten verstanden werden, sondern als begründete Wahrscheinlichkeiten, denen wir unsere eigenen persönlichen Erfahrungen und Eigenarten zur Seite stellen können.

Ritter Rost oder die Kraft der Antioxidanzien

Eine gängige, aber trotzdem umstrittene Theorie vom Altern besagt, dass komplexe Organismen mit zunehmenden Lebensjahren verschleißen. Die Beanspruchungen des Alltags summieren sich mit der Zeit und wiegen irgendwann ab den mittleren Jahren die Reparatur- und Regenerationseffekte des Organismus auf.

Die bekannteste Verschleißtheorie stellte der amerikanische Gerontologe Denham Harman in den 1950er Jahren auf. Er beobachtete, dass bei Stoffwechselprozessen in den Zellen aus molekularem Sauerstoff stark reaktive Substanzen entstehen, die so genannten freien Radikale. Diese reagieren mit Molekülen in den Genen sowie in Eiweißen und Fetten, die für die Funktion der Zellen wichtig sind und beschädigen sie dabei. Die Summe dieser auch „oxidativer Stress" genannten Schädigungen verursacht dann mit der Zeit das, was wir als Alterungsprozesse beobachten können (vgl. Kapahi 1999). Das betrifft z. B. Hautveränderungen (Bickers, Athar 2006), Herzerkrankungen (Siwik et al. 2001) oder Arthritis (Altindag et al. 2007).

Dabei scheint es Zusammenhänge zwischen dauerhaftem Stress im Alltag und dem oxidativen Stress in den Zellen zu geben. So zeigt eine Übersichtsarbeit zur Wirkung von Meditations- und Achtsamkeitsmethoden auf die schädigende Oxidation von Zellgeweben, dass Zen- und Transzendentale Meditation, Yoga und Tai Chi oxidativen Stress reduzieren (Mahagita 2010).

Gegenmaßnahmen zum oxidativen Stress bestehen natürlich auch in der Aufnahme von Nahrungsmitteln, die Substanzen enthalten, die sich anstelle der zelleigenen Moleküle mit den freien Radikalen verbinden. Zu diesen Antioxidanzien gehören

z. B. der rote und gelbe Pflanzenfarbstoff (das Beta-Karotin), die Ascorbinsäure, auch bekannt als Vitamin C sowie andere pflanzliche Stoffe, die z. B. in Ginkgo, Kamille, Ringelblumen und Äpfeln vorkommen. Ebenso antioxidativ wirken Polyphenole, pflanzliche Farb- und Geschmacksstoffe, die z. B. im Granatapfel, in roten Trauben, vor allem in den Kernen und im Rotwein, sowie in Grünem Tee enthalten sind.

Welchen Bezug haben Sie zu den genannten Lebensmitteln? Hat sich Ihr Appetit auf die genannten Pflanzen im Verlauf der Jahre verändert?

Schauen Sie beim Einkaufen bewusst nach diesen Nahrungsmitteln und probieren Sie das eine oder andere neu aus. Ein morgendlicher Cocktail aus frisch püriertem Gemüse und Obst mit gehackten Walnüssen oder Nussmus kann zum vitaminreichen und schmackhaften „Rostschutz" beitragen. Schaffen Sie sich einen Standmixer an, und experimentieren Sie mit morgendlichen Smoothies. Um die Fruchtzuckeranteile zu begrenzen, lautet eine Faustregel: bei fünf Ingridienzien drei Anteile Gemüse und zwei Anteile Obst.

Grundrezepte für grüne Smoothies
(mit ca. 500 ml Wasser pürieren)

Apfel-Löwenzahn
3 süß-saure Äpfel, mit Schale und Kerngehäuse
1 Stück Ingwer (ca. 1 cm)
4 getrocknete Feigen
100 g Spinat oder Mangold
10 Löwenzahnblätter
1 EL Leinsamen
1 EL Mandelmus

> **Blaue Banane**
> 2 Bananen
> 150 g Blaubeeren, tiefgekühlt oder frisch
> ein paar Kohlrabiblätter
> einige frische Pfefferminzblätter
> 1 EL Cashewmus
>
> **Exotic Daisy**
> 2 Orangen
> 2 Scheiben Ananas
> 2 TL Zitrone
> ½ Avocado
> einige Basilikumblätter
> 1 Handvoll Gänseblümchen
> ½ Gurke
> 1 TL Kurkuma und etwas Pfeffer

Glykämischer Index und Glyx-Kost

Seit einigen Jahren werden die ungünstigen Wirkungen eines deutlich erhöhten Blutzuckerspiegels nach kohlenhydratreichen Mahlzeiten in der Ernährungsforschung diskutiert. Der glykämische Index (GI) der Nahrungsmittel gibt an, wie sehr und nachhaltig ihr Verzehr den Zuckerspiegel im Blut ansteigen lässt. Und es spricht einiges dafür, dass langfristig erhöhte Blutzuckerwerte nach dem Essen, wie sie durch eine Mahlzeit mit hohem GI auftreten, oxidativen Stress erzeugen, der seinerseits z. B. die Blutgefäße schädigt. Neben der Bedeutung für Übergewicht und Diabetes stellten epidemiologische Studien fest, dass der glykämische Index der Mahlzeiten auch für die Blutfettwerte und Entzündungsmarker eine Rolle spielt.

So fand die Mehrzahl der Studien niedrige Blutfettwerte (Triglycerid- oder LDL-Cholesterin) im Blut, wenn über mehrere Wochen eine Kost mit niedrigem GI verzehrt wurde. Das bedeutet, eine solche Ernährung mit kohlenhydratarmen Speisen bzw. mit langkettigen und daher langsam erschließbaren Kohlenhydraten trägt zum Gesunderhalt der Arterien bei.

Nahrungsmittel mit einem hohen GI, z. B. Weißmehlprodukte, Industriezucker oder auch größere Mengen süßes Obst, bringen schnell verfügbare, d. h. kurzkettige Glukose ins Blut. Darauf schüttet die Bauchspiegeldrüse Insulin aus, um den Zucker aus dem Blut in Leber-, Muskel- und andere Zellen zu transportieren. Dadurch entsteht aus einem sehr hohen Zuckerspiegel unter Umständen ein Zustand der Unterzuckerung, der mit Hungerempfinden und oft mit Appetit auf noch mehr Süßes einhergeht. Ein fataler Kreislauf beginnt. Nahrungsmittel mit hohem GI sind ernährungsphysiologisch daher nur während und kurz nach ausdauersportlichen Hochleistungen sinnvoll; hierdurch wird eine kontinuierliche Verfügbarkeit von Energie in Form von Glukose gewährleistet bzw. entleerte Glykogenspeicher werden wieder aufgefüllt.

Untersuchungen bei Leistungssportlern zeigen, dass Mahlzeiten mit hohem GI, die 30–60 Minuten vor einer längeren sportlichen Betätigung eingenommen werden, zu einem Abfall des Glukosespiegels und einer schnellen Entleerung der Glykogenspeicher sowie einem raschen Abbau von freien Fettsäuren führen. Diese Stoffwechseleffekte lassen die Sportler dann während des Wettkampfes vorzeitig ermüden. Energiedrinks oder -riegel mit schnell verfügbaren Kohlenhydraten sollten Ausdauersportler demnach erst während des Wettkampfs essen.

Vollwert-Ernährung

Die traditionelle Mittelmeerkost oder die Vollwert-Ernährung sind praktische Beispiele für Kostformen mit relativ niedrigem GI. Am besten verzehren Sie regelmäßig v. a. Gemüse, Obst, Hülsenfrüchte, Nüsse, Vollkornbrot und/ oder Vollkornprodukte (z. B. Haferflocken), Milch und Milchprodukte. Lebensmittel mit hohem glykämischen Index wie Weißbrot oder Cornflakes verwenden Sie idealerweise dosiert als Genussmittel.

Die **Grundsätze der Vollwert-Ernährung** geben Orientierungen, was für eine gesunde Ernährung zu empfehlen ist:
- Essen Sie genussvolle und bekömmliche Speisen.
- Bevorzugen Sie pflanzliche Lebensmittel (überwiegend lacto-vegetabile Kost).
- Bevorzugen Sie gering verarbeitete Lebensmittel – reichlich Frischkost.

Hinzu kommen ökologische und sozial nachhaltige Grundsätze. Kaufen und essen Sie:
- ökologisch erzeugte Lebensmittel,
- regionale und saisonale Erzeugnisse,
- umweltverträglich verpackte Produkte und
- fair erzeugte und gehandelte Lebensmittel

Darüber hinaus gibt es viele verschiedene, zum Teil gegensätzliche Ernährungsempfehlungen und Diäten. Das verwirrt und verunsichert. Fakt ist, dass wir Menschen unterschiedlich sind und leben und deshalb zum Teil unterschiedliche Ernährungsbedürfnisse haben, ganz zu schweigen von unseren persönlichen Vorlieben. Sie kennen sich selbst am besten. Wenn Sie Neues ausprobieren, trauen Sie dann Ihrem Geschmacksempfinden und Ihrer Selbstwahrnehmung? Was spricht Sie an? Worauf haben Sie Appetit? Was bekommt Ihnen und verleiht Ihnen Energie und Freude?

Prüfen Sie immer, ob Ernährungsempfehlungen Ihnen entsprechen, z. B. wird oft empfohlen, im Alter weniger laktosehaltige Milchprodukte zu sich zu nehmen, da die Fähigkeit, sie zu verdauen im Alter abnimmt. Weitere Empfehlungen für eine gesunde Ernährung im Alter sind: Wenig glutenhaltige Produkte aus Auszugsmehl essen. Pro Kilo Körpergewicht pro Tag ein Gramm Einweiß aufnehmen, um die Muskulatur zu erhalten. Wenig tierisches Fett und Zucker essen. Alkohol nur in Maßen genießen, nicht in Massen, also z. B. maximal ein Glas Rotwein am Tag für Frauen und zwei für Männer. Ausreichend Ballaststoffe zu sich nehmen.

Ihren Energiebedarf sollten Menschen ab 50 zu etwa 60 % aus Kohlenhydraten, zu 25 % aus Fett und zu etwa 15 % aus Eiweiß decken. Eine Faustregel lautet dabei: Weniger Energie bei hoher Nährstoffdichte zuführen. Das heißt, wie gesagt, vor allem vollwertige Produkte aus biologischem Anbau essen, Kartoffeln, Reis, Obst und Gemüse, Hülsenfrüchte, magere Milch- und Vollkornprodukte sowie Fisch und mageres Fleisch. Um den Verlust der Knochendichte zu verlangsamen, ist es sinnvoll und ausreichend, wenn Sie täglich circa 500 g fettarme Milchprodukte zu sich nehmen. Und 1,5–2 Liter Wasser oder Kräutertee decken den täglichen Flüssigkeitsbedarf.

Neben der Ernährung wirken sich auch das Bewegungsverhalten und der Umgang mit Stressbelastungen auf den Zuckerstoffwechsel aus. So reduziert das Stresshormon Cortisol die blutzuckeregulierende Wirkung von Insulin im Körper. Studien zeigen, dass sich durch Meditation, Achtsamkeitspraxis und Yoga eine vorhandene Insulinresistenz und der damit einhergehende erhöhte oxidative Stress sowie die Zellalterung reduzieren lassen (Koike, Cardoso 2014; Nidhi et al. 2012).

Obst und Gemüse

Wer regelmäßig unerhitztes Obst und Gemüse isst, kann das Risiko für einen Schlaganfall um etwa 30 % senken (Oude Griep et al. 2011). Da viele Vitamine und sekundäre Pflanzenstoffe fettlöslich sind und der Körper sie in gedünsteter Form besser resorbieren kann, sollte Gemüse auch schonend in Olivenöl zubereitet werden. Um das Öl nicht zu verbrennen, gilt die Faustregel, bei maximal halber Hitze zu garen. Wenn Ihre Herdeinstellung also zum Beispiel 12 Stufen hat, sollte Olivenöl auf höchstens Stufe 6 erhitzt werden. Für den Verzehr von Obst und Gemüse können folgende Grundregeln beachtet werden:

- Essen Sie circa fünf Portionen pro Tag, die Hälfte roh, die andere Hälfte gedünstet oder in Olivenöl zubereitet.
- Bevorzugen Sie möglichst saisonales und regionales Gemüse und Obst.
- Beachten Sie die „Ampelregel": Jeden Tag grünes, gelbes und rotes Obst und Gemüse essen.
- Verzehren Sie besonders die nitratreichen Gemüse der Saison (grüne Blätter und Wurzeln).
- Rote Betesaft, Granatapfelsaft und in kleinen Mengen Traubensaft sind gute Lieferanten von sekundären Pflanzenstoffen, die z. B. auch die Arterien entspannen.

Die Macht der Telomere - Teilen und überleben

In den 1960er Jahren entdeckte der amerikanische Gerontologe Leonard Hayflick, dass Körperzellen bei Menschen und anderen Säugetieren sich nur begrenzt oft teilen können. Geregelt wird diese Begrenzung durch die Länge der Chromsomenenden, der so genannten Telomere, die sich bei jedem Teilungsvorgang verkürzen, bis sie so kurz sind, dass keine weitere Teilung erfolgen kann. Die Telomere sind vergleichbar mit den eingefassten Enden von Schnürsenkeln. Wenn diese Einfassungen aus Metal oder Plastik fehlen, fransen die Schnürsenkel aus und lassen sich zunehmend schwieriger durch die Ösen ziehen. Die teilungsabhängige Telomerverkürzung lässt sich für Zellen in der Haut, im Blut, in Magen und Darm, in den Nieren und Nebennieren sowie in Leber und Milz nachweisen. Verbindungen zwischen starker Telomerverkürzung und dem Auftreten von Krankheiten wurden z. B. für Arteriosklerose, Krebs- und Lebererkrankungen beschrieben (Lin et al. 2012).

Interessant ist, dass sich die Verkürzungsprozesse durch Lebensstilentscheidungen beeinflussen lassen. So konnten Dean Ornish und Kollegen (2013) zeigen, dass eine Umstellung auf vegetarische Ernährung, regelmäßige moderate Bewegung, bewusste Stressbewältigung sowie soziale Unterstützung positiven Einfluss auf die Telomerlänge bei Patienten mit niedrig riskantem Prostatakrebs haben kann. Die Zunahme der für die Telomerlänge entscheidenden Aktivität des Enzyms Telomerase ging in dem dreimonatigen Beobachtungszeitraum mit der Abnahme des schädlichen LDL-Cholesterins sowie mit der Reduktion von psychischem Stress einher.

In einer Untersuchung zur Wirkung eines dreimonatigen Meditationsseminars wurde ebenfalls eine Zunahme der Telomeraseaktivität festgestellt. Gleichzeitig nahmen Stress und Neurotizismus ab (Jacobs et al. 2011). Dabei gaben die Studienteilnehmer auch an, mehr Sinn im Leben und mehr Einfluss auf ihr Lebensgeschehen zu empfinden.

Eine Untersuchung zur Wirkung eines meditativen Achtsamkeitsprogramms auf Zellalterung bei Frauen nach einer erfolgreichen Brustkrebstherapie zeigte, dass in der Achtsamkeitsgruppe die Aktivität des Enzyms Telomerase in Zellen, die für die Immunaktivität wichtig sind (PBMC) über zwölf Wochen kontinuierlich um bis zu 17 % zunahm (Lengacher et al. 2014). In der Vergleichsgruppe war hingegen keine Zunahme zu verzeichnen. Telomerase stellt nach der Zellteilung die dabei verkürzten Telomere wieder her und erhält damit ihre Lebensdauer. Die Autoren interpretieren die Ergebnisse dahingehend, dass die Kultivierung eines achtsamen Lebensstils Alterungsprozesse des Immunsystems auf zellulärer Ebene reduzieren kann.

Die für ihre Entdeckungen der Bezüge zwischen Telomeraseaktivität, Telomerlänge und Gesundheit im Jahr 2009 mit dem Nobelpreis ausgezeichnete Elisabeth Blackburn und ihre Kollegen sehen folgende Zusammenhänge zwischen der Ernährung und ihren Einflüssen auf die Telomeraseaktivität (TA) und Telomerlänge (TL) in Immunzellen (Lin et al. 2012):

- Rauchen, Verzehr verarbeiteten Fleisches und Übergewicht korrelieren mit kurzer TL.
- Eine Ernährung, die optimale Konzentrationen der Vitamine C und E sowie ausreichend Folsäure und Omega-3-Fettsäuren beinhaltet, reduziert oxidativen Stress und wirkt damit sehr wahrscheinlich auch positiv auf TA und TL.

Zu beachten ist dabei, dass nahrungsgebundene Wirkstoffe den isolierten und meist synthetisierten Nahrungsergänzungsstoffen (Supplementen) in ihrer Gesundheitswirkung überlegen sind.

- Natürliche Quellen mit sehr hohem Vitamin C-Gehalt sind z. B. Hagebutte, Grünkohl, Brennnessel, Petersilie, Pfeffer.
- Vitamin E ist reichlich enthalten in Weizenkeimen und Weizenkeimöl, Sonnenblumenöl und -kernen, Leinsamen, Nüssen, Butter, Eigelb, Wirsing, Himbeeren, Mandeln. Weitere Quellen für Vitamin E sind Garnelen, Lachs, Süßkartoffeln, Sahne und Milch.
- Folsäure oder auch Vitamin B9 findet sich z. B. in Hefepasten und -flocken, weißen Bohnen, Linsen, in grünem Blattgemüse wie Spinat sowie in grünen Bohnen, in Kohlgemüsen wie Brokkoli, Weißkohl und Rosenkohl, aber auch in roter Bete, Avocado oder Nüssen.
- Omega 3-Fettsäuren finden sich vor allem in fetten Seefischen wie Makrele, Sardine, Lachs, aber auch in Leinsamen, Walnüssen, Pinienkernen und Sesam.

Neben der Ernährung sehen Elisabeth Blackburn und ihre Kollegen folgende Zusammenhänge zwischen der Stressbelastung eines Organismus und der Telomeraseaktivität (TA) sowie der Telomerlänge (TL) in Immunzellen (Lin et al. 2012):

- Hohe Konzentrationen des Stresshormons Cortisol reduzieren TA und TL.
- Chronischer Stress und Depression gehen mit niedriger Konzentration von Antioxidanzien einher, d. h. oxidativer Stress steigt, was wiederum TL und TA reduziert.
- Chronischer Stress geht mit entzündungsfördernden Konzentrationen der Entzündungsmarker IL-6 und TNF einher, die negativen Einfluss auf TA haben.

Regelmäßige und ausreichend intensive Bewegung für wenigstens 75 Minuten pro Woche puffert Stresswirkungen und fördert Telomerlänge. Für die Abschätzung einer angemessen intensiven Ausdauerbelastung gilt die Faustregel, dass der Belastungspuls etwa im Bereich von 180 minus Lebensalter liegen sollte. Bei der Bewegungshäufigkeit sind regelmäßig mehrmalige, evtl. kürzere Bewegungseinheiten pro Woche besser als lange Einheiten. Ideal ist es, den Alltag bewegt zu gestalten, z. B. durch Gehen, Treppensteigen, Radfahren etc.

Neben regelmäßiger Bewegung sind natürlich auch andere Wege von Stressabbau und Stressreduzierung sinnvoll. Dazu gehören, wie gesagt, Achtsamkeitsmeditation, Yoga, Qigong und Tai Chi, aber auch andere Tätigkeiten, die zu einem stressfreien Verweilen in der Gegenwart anregen, wie Musizieren, Malen, Bildhauern, Gärtnern, Gedichteschreiben oder in Muße Nichtstun.

Wobei erleben Sie einen Zustand des ganz mit Ihrer Aufmerksamkeit im Hier und Jetzt Präsentseins?

Altern als Summe entzündlicher Prozesse

Neben der Stressbelastung erhöht auch das zunehmende Lebensalter die Entzündungswahrscheinlichkeit im Körper, d. h. mit den Lebensjahren mehren sich die entzündlichen Prozesse im Körper. Altern wird von einigen Autoren deshalb mit dem Voranschreiten leichter, subklinischer, im ganzen System verteilter entzündlicher Prozesse gleichgesetzt.

Entzündliche Aktivitäten des Immunsystems halten einerseits krankheitsverursachende Eindringlinge wie Viren, Bakterien, Pilze oder Parasiten unter Kontrolle, oder sie sind Reaktionen auf potenziell schädliche physikalische oder chemische Reize. Sie tragen aber leider auch zur Ausprägung chronischer altersassoziierter Erkrankungen bei wie beispielsweise Arthritis, Alzheimer, Arteriosklerose, Osteoporose, Muskelabbau und Diabetes mellitus. So wird von einigen Forschern vom „Entzündungsaltern" gesprochen (Franceschi et al. 2007). Dieses wird auch als mögliche Ursache für die mit dem Alter zunehmenden Krebserkrankungen gesehen. Hochbetagte Menschen ohne Krebserkrankung scheinen tatsächlich weniger Neigung zu Entzündungsprozessen zu haben (Vasto et al. 2009).

Untersuchungen zum Einfluss des Lebensstils auf Alterungsprozesse zeigen, dass z. B. Rauchen, Übergewicht, Bewegungsmangel und Fehlernährung langfristige Entzündungen begünstigen, aber auch Umweltgifte und eine fehlende Auseinandersetzung des Immunsystems mit bestimmten Bakterien, die im Boden und bei der Tierhaltung zu finden sind (Ehlers et al. 2010). Das, was wir als gesunden Lebensstil bezeichnen, also nicht rauchen, ausreichend bewegen, „menschengerecht" ernähren und ein gesundes Gewicht halten sowie das Leben in einer möglichst wenig belasteten naturnahen Umwelt, trägt demnach in Summe dazu bei, entzündliche Prozesse im Organismus in einem sinnvollen Maß zu halten.

Auch die Ernährung hat offensichtlich einen Einfluss auf Entzündungsprozesse. In Versuchen mit Mäusen konnte zum Beispiel gezeigt werden, dass die Aminosäure Tryptophan, aus der unter Beteiligung von Vitamin D das „Glückshormon" Serotonin gebildet wird, eine immunförderliche und entzündungsmoderierende Wirkung hat (Hashimoto et al. 2012). Tryptophanreiche Nahrungsmittel sind z. B. Kakao bzw. Schokolade, Walnüsse, Bananen, Ananas, Avocados, Tomaten sowie Pflaumen. Wichtig ist auch zu wissen, dass Tryptophan optimal im Körper transportiert wird, wenn es zusammen mit Kohlenhydraten aufgenommen wird. Dabei sind vor allem langkettige Kohlenhydrate aus Vollkornprodukten zu empfehlen. Eiweißreiche Nahrungsmittel, vor allem Fleisch, wirken hingegen störend, da sie die Tryptophanaufnahme im Gehirn reduzieren (Wurtman et al. 2003).

Stress, Achtsamkeit und Entzündungen

Wir wissen, dass Dauerstress die Anfälligkeit für Infekte erhöht und chronisch entzündliche Prozesse im Körper begünstigt. Dementsprechend verringern Methoden, die uns helfen, Stress abzubauen und die Stressanfälligkeit zu reduzieren, auch Entzündungen und beugen zugleich Infekten vor.

So zeigte eine Studie mit dauergestressten Menschen, die demente Angehörige pflegten, dass Meditation, schon wenn sie für täglich zwölf Minuten über acht Wochen praktiziert wird, die stressbedingt erhöhten Entzündungswerte (NF-κB) wieder reduzierte und zugleich die stressbedingt reduzierte antivirale Abwehr (IRF1) wieder stärkte (Black et al. 2013).

Ähnliche gesundheitsfördernde Wirkungen finden sich für Yoga (Pullen, Nagamia et al. 2008) und Qigong (Oh, Butow et al. 2011). Eine Untersuchung zur Auswirkung von Qigong auf Entzündungsparameter zeigte bei Menschen, die seit ein bis fünf Jahren regelmäßig Qigong übten, eine reduzierte Neigung zu Entzündungen durch herabregulierte „Entzündungsgene" (Li, Li et al. 2005).

Doch auch nach Ausbruch einer ernsten Erkrankung lassen sich die Gesundheitsressourcen stärken. So resultierte die Teilnahme an einem achtwöchigen Achtsamkeitsprogramm (MBSR) für Patienten mit Krebs bis zu einem Jahr nach dem Kurs in signifikant weniger Stresssymptomen, weniger Ausschüttung von Stresshormonen sowie reduzierten Entzündungsparametern

(Carlson, Speca et al. 2007). Das MBSR-Programm befähigt zur Integration von Achtsamkeitslelementen in den Alltag. Dazu gehören Meditation, Body Scan, Yoga, achtsames Gehen und bewusste Kommunikation.

Sonne, Vitamin D und Glück

Mit zunehmendem Alter werden die Knochen anfälliger für Brüche. Reduziert werden kann dieses Risiko durch ausreichende Zufuhr von Kalzium und Vitamin D. Neben Milchprodukten enthalten z. B. Feldsalat, Brokkoli, Grünkohl und Fenchel hohe Anteile an Kalzium. Vitamin C verbessert die Aufnahme von Kalzium. Daher ist es sinnvoll, z. B. Obst mit Milchprodukten zu kombinieren. Einen Großteil des benötigten Vitamin D (ca. 80 %) bildet der Körper unter Einfluss von Sonnenlicht selbst. Weitere 20 % werden mit der Nahrung aufgenommen. Fette Meeresfische wie Makrele, Lachs, Sardine, Hering oder Dorsch und Schellfisch enthalten Vitamin D. Deshalb gab man früher Kindern aus Fischlebern gewonnenen Lebertran zur Rachitisprophylaxe. Durch die Meeresverschmutzung sind Fische inzwischen leider oft mit Schwermetallen belastet. Fischleber und Lebentran sollte daher nicht mehr verzehrt werden, da hier die Quecksilberbelastung potenziell besonders hoch ist.

Aber auch Avocado und Eier von freilaufenden Hühnern enthalten größere Mengen Vitamin D. Eine naturnahe Haltung der Tiere unter freiem Himmel ist dabei wichtig, damit die Hühner genügend Sonnenlicht erhalten. Das unter Einfluss von Sonnenlicht gebildete Prohormon Vitamin D sorgt unter anderem dafür, dass im Darm Kalzium aufgenommen wird, das dann zur festigenden Mineralisierung der Knochen beiträgt. Qi-Übungen wie Qigong können ebenfalls zum Erhalt der Knochendichte beitragen (Jahnke, Larkey et al. 2010).

Da der Hauptanteil des Vitamin D in der Haut durch Sonneneinfluss gebildet wird, ist ein regelmäßiger Aufenthalt im Freien nicht nur für Hühner, sondern auch für uns unverzichtbar. Drei bis fünf Sonnenbäder pro Woche werden empfohlen für ungefähr halb so lang, wie es dauert, bis die Haut sich rötet. Was das konkret heißt, kann nur jeder selbst herausfinden, denn die Dauer ist abhängig vom Hauttyp sowie vom aktuellen Bräunungsstatus und der jeweiligen Sonneneinstrahlung.

Allerdings werden in den Wintermonaten in unseren Breiten die für die Vitamin D-Synthese benötigten Anteile des Sonnenlichts (UVB) durch den starken Schrägstand der Sonne in der Atmosphäre herausgefiltert. Nur im Hochgebirge bleibt der UVB-Anteil ausreichend. Deshalb kann es sinnvoll sein, im Winter eine Sonnenbank mit UVB-Lichtaneilen aufzusuchen. Eine dänische Studie fand, dass ein Sonnenbankbesuch alle zwei Wochen den vorhandenen Vitamin-D Gehalt aufrecht erhalten kann (Bogh et al. 2012).

Ob Vitamin D zusätzlich durch Nahrungsergänzungsmittel eingenommen werden sollte, wird kontrovers diskutiert. Wer mit dem Gedanken spielt, sollte sich beim Hausarzt den Vitamin D-Status erheben lassen und dann ggfs. Präparate wie z. B. eine Dekristol 20.000 einmal pro Woche einnehmen.

Weniger ist mehr

Gemessen an der Menschheitsentwicklung, verfügen wir erst seit sehr kurzer Zeit dauerhaft über Nahrungsmittel im Überfluss. Unsere biologische Ausstattung ist dafür geschaffen, immer wieder Mangelzeiten zu erleben. Da wundert es nicht, dass zu einer

Ernährung, die unserer Natur entspricht und daher als „gesund" bezeichnet werden kann, auch Phasen mit einer reduzierten Nahrungsaufnahme gehören. So ist der Nutzen der so genannten Entlastungstage zu erklären. Die dabei für je einen Tag reduzierte Kost entlastet den Kreislauf und die Verdauungsorgane. Außerdem sind sie eine gute Methode, das Gewicht zu halten.

Hier sind einige Vorschläge, wie Sie einen solchen Entlastungstag gestalten können. Sie beschränken sich grundsätzlich auf wenige biologisch hochwertige Lebensmittel, ohne Eiweiß, Salz und Fett. An einem Entlastungstag sollten Sie tagsüber mindestens zwei Liter natriumarmes Wasser trinken.

Obsttag (ca. 600 kcal)
Wenn Sie Obst gut vertragen: 1 kg frisches Obst auf drei bis vier Mahlzeiten über den Tag verteilen. Geeignet sind Äpfel, Birnen, Trauben, Beeren und andere gewöhnliche Obstsorten der Saison, aber auch exotische Früchte wie Ananas, Kiwi, Mango, Papaya. Wenn Sie einen empfindlichen Magen haben, dann verzichten Sie auf die Ananas oder/und dünsten das Obst.

Reistag (ca. 750 kcal)
Dreimal täglich je 50 g Naturreis (das sind gekocht etwa 120 g) in der doppelten Volumenmenge Wasser gar kochen. Morgens und abends mit 200 g ungesüßtem Apfelkompott, mittags mit 200 g gedünsteten Tomaten oder anderem Gemüse und Kräutern ergänzen.

Hafertag (ca. 550 kcal)
Sehr empfehlenswert bei Magenempfindlichkeit und Diabetes mellitus. Dreimal täglich 35 g Vollkornhaferflocken kurz und bei niedriger Hitze schonend in etwas Wasser garen und etwa 100 g Obst (Apfel, Beeren, Nektarinen, Aprikosen) am Schluss hinzufügen oder extra servieren.

38

Kartoffeltag (ca. 800 kcal)
600–700 g Kartoffeln auf drei Mahlzeiten verteilen. Die Kartoffeln als Pell- oder Ofenkartoffeln zubereiten, zum Beispiel mit frischen Kräutern (Majoran, Petersilie, Thymian, Schnittlauch, Dill oder Kümmel) oder als Folienkartoffeln. Dazu gibt es ca. 200 g Gemüse, z. B. morgens 200 g frisch aufgeschnittene Tomaten mit etwas Schnittlauch, Essig oder Zitrone und Curry, mittags und abends mit gedünstetem Gemüse.

Im Übrigen können Sie Ihre Ernährung an Entlastungstagen auch durch Gemüsebrühe ergänzen, von der Sie jeden Tag einen viertel Liter trinken.

Gemüsebrühe
1 Liter Wasser
1 kg Gemüse (z. B. Möhren, Sellerie, Lauch, Tomaten, Kürbis, Zucchini, Brokkoli)
½ Lorbeerblatt, 1 Nelke, 1 Wacholderbeere
1–2 EL frische Kräuter (z. B. Petersilie, Oregano, Majoran, Basilikum, Dill, Liebstöckel)

Das Gemüse waschen, zerkleinern und mit dem Wasser zum Kochen bringen, auf kleinster Flamme 30–45 Minuten köcheln lassen. Nach 15 Minuten Lorbeerblatt, Nelke und Wacholderbeere hinzufügen. Mit frischen Kräutern abschmecken.

Neben den Entlastungstagen können Sie natürlich auch Fastentage oder -zeiten einlegen. Traditionell eignen sich besonders das Frühjahr und der Herbst dafür. Für circa eine Woche bis zehn Tage verzichten Sie dabei komplett auf feste Nahrung. Durch die Einnahme von Passagesalz und Einläufen mit warmem Wasser entleeren und „reinigen" Sie vorher den Darm.

Aus Fastenstudien ist bekannt, dass das Fasten u. a. oxidativen Stress und entzündliche Prozesse verringert, den Energiehaushalt optimiert und die Erkrankungsrisiken für Diabetes, Krebs, Herzerkrankungen und Neurodegeneration senkt. Fettleibigkeit, Bluthochdruck, Asthma und Gelenkserkrankungen treten bei Menschen, die regelmäßig fasten, seltener auf als bei anderen. Im Allgemeinen gilt das Fasten als gesundheitsfördernd und lebensverlängernd (Logo, Mattson 2013).

Wie bei allen Ernährungsempfehlungen ist auch beim Fasten das Hören auf die eigene innere Stimme zentral. Fragen Sie sich daher immer, ob und wie lange Ihnen das Reduzieren von Nahrung gut tut. Bedenken Sie, dass die weiterhin benötigte Energie zum großen Teil aus dem Abbau von Muskulatur gewonnen wird. Wenn Sie unter Erkrankungen oder Schwäche des Bewegungsapparates oder des Stoffwechselsystems leiden, Krebs haben, herzkrank oder Diabetiker sind, sollten Sie auf das Fasten verzichten.

Bitte beachten Sie, dass es immer sinnvoll ist, Ihr erstes Fasten in Absprache mit erfahrenen Fastenbegleitern durchzuführen: www.fairberaten.net/fasten/
Bei Vorerkrankungen suchen Sie sich unbedingt fastenärztlichen Rat: aerztegesellschaft-heilfasten.de/fasten-adressen/aerzte-therapeuten-nach-plz/

Achtsamkeitsmeditation

Wie schon erwähnt, gibt es Hinweise darauf, dass Methoden der achtsamen Stressbewältigung wie Yoga oder Meditation, vor allem, wenn sie in unterstützenden Gruppen geübt werden, körperliche Alterungsprozesse verlangsamen. Es scheint so zu sein, dass achtsamkeitsbasierte Meditationskurse schon nach acht Wochen entzündungsregulierend wirken und interessanterweise auch mit weniger Einsamkeitsgefühlen verbunden sind (Creswell et al. 2012). Eine langjährige Praxis in Meditation, so zeigen Studien, fördert dementsprechend antientzündliche Geneinstellungen (Kaliman et al. 2014).

Atemfokussierung

Haben Sie schon einmal Meditation ausprobiert? Es gibt viele verschiedene Formen.

Eine der schlichtesten ist die Fokussierung der eigenen Atemempfindungen. Probieren Sie die folgenden drei Schritte aus, wenn Sie möchten:

* * *

Halten Sie für einen Moment in Ihrem Tun inne. Schließen Sie die Augen. Spüren Sie, wie Sie in diesem Moment hier sitzen. Nehmen Sie Ihren Körper auf dem Sitz wahr, die Kleidung auf der Haut und die Geräusche, die Sie umgeben.

Spüren Sie, wie der nächste Einatemzug Ihren Körper weitet und wie er mit dem Ausatmen jetzt ein wenig loslässt, Atemzug für Atemzug, vielleicht fünf oder auch zehn Atemzüge lang.

Nehmen Sie Ihren atmenden Körper in Ihrer Umgebung wahr. Öffnen Sie die Augen, spüren Sie sich in Ihrer Welt und fahren Sie dann verbunden mit Ihrem Innern und mit der Welt außen in Ihrem Tun fort.

* * *

Diese Atemmeditation können Sie nach Belieben lang oder kurz gestalten, von einer Minute des Innehaltens bis zu meditativen Zeiten von einer halben Stunde oder länger. Interessant wird es mit zunehmender Dauer zu beobachten, wie es dem Geist gelingt, sich immer weniger in Gedanken zu bewegen oder besser: zu verlieren. Stattdessen nimmt mit der Meditationspraxis die „Zeugenfähigkeit" des Geistes zu. D. h. Sie nehmen deutlicher und verlässlicher wahr, dass Gedanken entstehen und auch vergehen, wenn Sie sie nicht mit Aufmerksamkeit „füttern". Wenn der Geist das wahrnehmen kann, bedeutet dies, dass er nicht mit den Inhalten der Gedanken identisch ist. Viel eher ist er der Raum oder das Bewusstsein, die Gedanken- und Gefühlsinhalte ermöglichen.

Das bedeutet auch, dass wir unseren Gedanken und Gefühlen nicht um jeden Preis glauben müssen, dass wir nicht identisch sind mit unseren Meinungen und Befindlichkeiten. Stattdessen gibt es eine Freiheit jenseits der Gedanken und Gefühle. In diesem freien Raum immer wieder präsent zu sein dadurch, dass wir mit dem automatisierten Wieder- und Wiederkäuen der Gedanken innehalten, erfrischt und belebt unseren Geist und unseren gesamten Organismus. Diese Wirkung ist sehr ähnlich wie gelegentliche Abstinenz von Nahrung. Geistiges und körperliches Fasten scheinen unserer Natur zu entsprechen, uns zutiefst gut zu tun. Untersuchungen zu langjähriger Meditation legen z. B. auch nahe, dass dadurch geistige Fähigkeiten wie Konzentration und Körperwahrnehmung erhalten bleiben, die sonst mit zunehmendem Alter schwinden (Lazar, Kerr et al. 2005).

Body Scan - Die Reise durch den Körper

Eine der schönsten Möglichkeiten zur achtsamen Entdeckung der Wunder unseres Lebens ist das Reisen durch den Körper, auch Body Scan genannt. Dabei begeben wir uns auf anfangs bekannt erscheinende Wege, die mit der Zeit immer interessanter werden, da sie voller Entdeckungsmöglichkeiten stecken. Je genauer wir uns dabei spüren und wahrnehmen, desto vertrauter werden wir mit unserer inneren Landschaft. Das Vertrautsein mit uns selbst beruht ja darauf, dass wir uns jenseits der Meinungen über uns immer wieder neu spüren und die Signale unseres Organismus richtig deuten können. Doch diese Form der Vertrautheit bedarf einer gewissen Übung, die für die meisten von uns ungewohnt ist.

Lassen Sie sich im Folgenden einladen, Ihre Aufmerksamkeit zum Körper zu bringen, ganz ohne die sonstigen Anlässe wie Schmerzen, Hunger oder Lust. Dabei greifen wir auf eine einfache und sehr wirkungsvolle Methode zurück, die in den Traditionen des Buddhismus in Burma und Thailand entwickelt wurde. Dort gilt das so genannte „Körperdurchkehren" als eine zentrale Form der Meditationspraxis. Ziel der Ausübung ist die Erlangung von Einsicht in die Zusammenhänge des Lebens. Wir haben die Methode von Professor Jon Kabat-Zinn gelernt, der sie vielen Patientinnen und Patienten im Klinikum der University of Massachusetts in einer ähnlichen Weise beigebracht hat.

Wenn Sie diese Körper-Meditation interessiert, dann planen Sie am besten für drei Tage hintereinander jeweils 10–15 Minuten Zeit für die folgenden Erkundungen ein.

Bei der Reise durch den Körper führen Sie Ihre Aufmerksamkeit von den Füßen durch Beine, Becken, Rücken, Bauch, Brust und Schultern, durch die Arme bis zu den Fingerspitzen und dann zum Hals und zum Kopf. Die innere Haltung ist dabei möglichst offen, freundlich und zugewandt. Versuchen Sie, allem, was Sie wahrnehmen, mit Aufmerksamkeit zu begegnen, ohne etwas davon festzuhalten. Dadurch wird es möglich, mit der Wahrnehmung ganz im gegenwärtigen Moment präsent zu bleiben.

- Sie können diese Reise im Sitzen oder im Liegen ausführen. Sorgen Sie dafür, dass Ihre Kleidung Ihnen Bewegungs- und Atemraum lässt und Sie nicht einengt.
- Sie können jemanden bitten, den Text laut vorzulesen oder eine umfangreichere Anleitung zu der Körperreise von der Website www.achtsamkeit.com/audio.htm herunterladen. Vielleicht mögen Sie den Reiseplan auch selbst vorlesen und aufzeichnen.

Die Reise durch den Körper

Versuchen Sie, während der Reise zu bemerken, worauf Ihre Aufmerksamkeit sich richtet. Folgt sie den Stationen der Reise durch den Körper, oder begibt sie sich in eigene Gedanken, Erinnerungen und Vorstellungswelten? Oder sinkt das Bewusstsein in einen dämmrigen Schlafzustand?

Begleiten Sie Ihre Aufmerksamkeit auf ihren Wegen und führen Sie sie immer wieder zurück auf den Weg durch den Körper. Dabei ist es oft interessant, die Übergänge von der wachen Präsenz im Körper hinauf in die Welt der Gedanken und Vorstellungen zu bemerken und die Übergänge aus der Präsenz hinunter in den Schlaf. Bemerken Sie, wie Ihr Geist diese Übergänge vollzieht, wie er zurück findet in die Präsenz, und spielen Sie damit, in den Übergangsphasen zu verweilen und dort damit

zu experimentieren, ob und wie es gelingt, bewusst den Geistes-
zustand zu wählen.

Richten Sie sich auf einer Matte, dem Bett oder auf einem
Sitz ein. Wenn Sie liegen, mögen Sie vielleicht eine zusammen
gerollte Decke unter die Knie legen, um den unteren Rücken zu
entlasten. Im Sitzen ist es vielleicht möglich, den Rücken ohne
Unterstützung von außen selbst tragend aufgerichtet sein zu
lassen. Wenn Sie sich an Ihrem Platz eingerichtet haben, kann es
losgehen.

* * *

*Spannen Sie für zwei Atemzüge alle Muskeln des Körpers
leicht an: Heben Sie die Füße und Beine, ziehen Sie die Füße
und Zehen in Richtung Knie heran. Spannen Sie Rumpf, Rücken, Brust und Bauch leicht an. Heben Sie die Schultern zu
den Ohren. Winkeln Sie die Arme an, und ballen Sie die
Fäuste leicht. Ziehen Sie dann Ihr Gesicht in Richtung Na-
senspitze zusammen.*

*Der Atem fließt weiter, und Sie halten die Spannung für
zwei, drei Atemzüge und lassen dann mit dem Ausatmem ge-
nüsslich los. Wenn Sie die Übung im Liegen ausführen, legen
Sie nun den Körper ganz ab.*

*Lassen Sie den folgenden Einatemzug einen langen und tiefen
Atemzug sein, und stellen Sie sich vor, dass Sie mit dem folgenden langen, tiefen Ausatemzug einen halben Zentimeter
in die Matte oder in den Sitz hinein sinken. Und mit dem
nächsten langen, tiefen Ausatemzug noch einmal.*

*Wenn die Augen geschlossen sind, fällt es leicht, die Aufmerk-
samkeit nach innen in den Körperraum zu richten. Lassen
Sie die Aufmerksamkeit sich im Körperraum ausbreiten, bis*

*sie den Körperraum vom Scheitel bis zu den Zehen ganz aus-
füllt.*

*Sie spüren den Körper aus dem Innenraum her bis nach au-
ßen zur Haut hin. Sie nehmen den Kontakt mit der Kleidung
wahr, die den Körper umgibt und spüren, wie Sie vom Sitz
oder von der Matte getragen werden.*

*Dann lenken Sie Ihre Aufmerksamkeit zu Ihren Füßen. Sie
spüren die Füße dabei von innen her bis in die Zehen hinein,
weiter zur Fußsohle hin und zu den Fersen und von dort bis
hinauf in die Fußgelenke hinein.*

*Und weiter in die Unterschenkel. Von den Fußgelenken bis
hinauf in die Kniegelenke. Die Aufmerksamkeit bleibt dann
für ein, zwei Atemzüge in den Knien.*

*Und weiter führen Sie die Aufmerksamkeit in die Ober-
schenkel. Folgen Sie den Oberschenkeln in ihrem Verlauf von
den Knien bis hinauf in die Hüftgelenke. Spüren Sie in die
Hüftgelenke hinein.*

*Weiten Sie dann den Fokus der Aufmerksamkeit, um den ge-
samten Beckenbereich einzubeziehen. Sie spüren die große
Schale Ihres Beckens.*

*Sie spüren Ihr Gesäß auf der Unterlage, den Beckenraum
und die Organe dort. Sie spüren die Leisten und den unteren
Bauch. Vielleicht haben Sie eine Wahrnehmung für Ihren
Nabel.*

*Nehmen Sie Bewegungen wahr? Atembewegungen oder Be-
wegungen der inneren Organe?*

*Sie führen die Aufmerksamkeit in den Bauchraum hinein
und durch den Bauchraum hindurch zum unteren Rücken.*

Dann folgen Sie der Wirbelsäule Wirbel für Wirbel vom unteren Rücken nach oben in Richtung der Schultern. Dabei breitet sich Ihre Aufmerksamkeit nach links und rechts aus. Sie spüren die große Fläche Ihres Rückens.

Nun führen Sie die Aufmerksamkeit zu beiden Seiten nach vorn zum Brustkorb und zur Brust. Vielleicht nehmen Sie auch hier Bewegungen wahr; Atembewegungen vielleicht oder die Bewegung Ihres Herzens.

Sie führen die Aufmerksamkeit dann in den Brustraum hinein und spüren von innen her zu den Schlüsselbeinen und zu den Schultern. Sie nehmen den gesamten Schulterbereich wahr von der einen Schulter bis hinüber zur anderen Schulter.

Jetzt führen Sie die Aufmerksamkeit von den Schultern durch die Arme hindurch zu den Händen und bis zu den Fingern und Fingerspitzen. Sie spüren jeden einzelnen Finger. Sie nehmen die Handrücken wahr und die Handflächen bis hinauf zu den Handgelenken. Wenn Sie möchten, führen Sie die Aufmerksamkeit in die Handgelenke hinein.

Dann wandert die Aufmerksamkeit weiter zu den Unterarmen bis hinauf zu den Ellenbogen. Sie spüren in die Ellenbogengelenke hinein und führen die Aufmerksamkeit dann weiter zu den Oberarmen und bis hinauf zu den Schultergelenken.

Sie spüren in die Schultergelenke hinein und weiten dann wieder den Fokus, um den gesamten Schulterbereich von der einen Schulter bis zur anderen einzubeziehen.

Nun sammeln Sie die Aufmerksamkeit in der Mitte zwischen beiden Schultern und führen sie an der Halswirbelsäule nach oben bis zum Kopf.

Sie nehmen die Verbindung zwischen Hals und Kopf wahr. Vielleicht haben Sie eine Wahrnehmung für Ihr Haar und die Kopfhaut. Sie spüren den Schädelknochen, und wenn Sie mögen, führen Sie die Aufmerksamkeit in den Schädelraum hinein.

Schauen Sie Ihr Gesicht von innen her an: die Stirn, Schläfen, Augenbrauen, die Augenhöhlen und die Augen in den Augenhöhlen. Vielleicht haben Sie eine Wahrnehmung für die Muskeln, die die Augen in den Augenhöhlen halten. Vielleicht spüren Sie die Lider auf den Augen.

Sie nehmen die Wangenknochen wahr und die Wangen. Sie spüren Ihre Ohren und den Unterkiefer. Sie nehmen Ihr Kinn wahr und Ihren Mund, dann die Zähne und die Zunge im Mundraum. Sie spüren Ihre Lippen und den Bereich zwischen Oberlippe und Nase.

Dann folgen Sie dem Verlauf der Nase von der Nasenwurzel bis zu den Nasenlöchern. Wenn Sie möchten, spüren Sie in die Nasenräume hinein. Vielleicht spüren Sie dort, wie die Atemluft beim Einatmen einen leichten Lufthauch erzeugt, bevor sie dann weiter in den Körper hinein fließt.

Nach einer kleinen Weile ist dann ein ähnlicher Lufthauch zu spüren, der entsteht, wenn die Ausatemluft den Körper durch die Nase wieder verlässt.

Wenn Sie möchten, folgen Sie beim nächsten Einatemzug dem Verlauf der Luft von der Nase in den Körper hinein. Spüren Sie die Bewegungen, die mit dem Einatemzug verbunden sind? Von dem Lufthauchempfinden in der Nase zu den Schultern, zum Brustkorb bis zum Bauch?

Spüren Sie die kleine Pause am Ende des Einatemzuges bis zum Beginn des Ausatemzuges? Auch der Ausatem ist mit

Bewegungen verbunden. Spüren Sie diese in Bauch, Brust und Schultern?

Begleiten Sie das Fließen des Atems und die damit verbundenen Bewegungen für ein paar Atemzüge, ohne den Atem zu beeinflussen. Lassen Sie ihn fließen, wie er fließt.

Dann, beim nächsten Einatemzug, mögen Sie sich vielleicht vorstellen, dass der Atem durch Nase, Hals, Brust und Bauch fließt und dann noch weiter bis ins Becken. Dort stellt sich dann die Pause ein. Und dort beginnt dann auch die Ausatembewegung, die zurück durch Bauch, Brust, Hals, Kopf und Nase fließt.

Beim nächsten Einatmem können Sie in der Vorstellung den Atem bis zu den Knien und danach auch bis zu den Füßen und Zehenspitzen fließen lassen.

Der ganze Körper atmet ein und wieder aus. Auch die Schultern, Arme und Hände bis zu den Fingerspitzen lassen sich auf diese Weise in der Vorstellung mit dem Atem verbinden. Und es ist ja tatsächlich so, dass mit jedem Einatemzug der ganze Körper, jede einzelne Zelle mit frischem Sauerstoff versorgt wird, und dass mit jedem Ausatemzug der ganze Körper, jede einzelne Zelle Verbrauchtes nach außen abgibt.

Bleiben Sie für einige Atemzüge bei diesem Bild des atmenden Körpers. Öffnen Sie dann den Fokus Ihrer Aufmerksamkeit und beziehen den Raum ein, in dem Sie sich befinden. Nehmen Sie die Geräusche wahr. Sie spüren sich in diesem Raum, umgeben von diesen Geräuschen, umgeben von Ihrer Kleidung auf dieser Matte oder diesem Sitz. Sie spüren sich in diesem Atemzug. Und in diesem Atemzug.

Entlassen Sie dann mit dem nächsten Ausatmem Ihre Aufmerksamkeit, öffnen Sie die Augen, und wenn Ihnen nach

Strecken, Räkeln, Gähnen zumute ist, dann geben Sie dem
nach. Lassen Sie sich dafür ein paar Atemzüge Zeit.

* * *

Nehmen Sie wahr, wie Sie sich während der Reise gefühlt ha-
ben. Wenn Sie möchten, machen Sie sich Notizen:
- Welche Körperempfindungen hatten Sie? Welche Gedanken?
- Wo war Ihre Aufmerksamkeit?
- Sind Sie dem Fahrplan der Reise gefolgt, oder haben Sie eine
  andere Route gewählt?
- Was ist Ihnen unterwegs begegnet?
- Waren es eher Gedanken, Erinnerungen und Vorstellungen,
  die im Geist entstanden sind, oder war die Aufmerksamkeit
  dichter am Geschehen dran, das mit dem Körper und den
  Körperwahrnehmungen verbunden war?
- Gab es Phasen, in denen die Aufmerksamkeit in den dämm-
  rigen Übergangszustand zum Schlaf hin gesunken ist? Gab
  es Phasen, in denen Sie tatsächlich geschlafen haben?
- Wie haben Sie die Übergänge vom wachen Bewusstsein des
  Körpers zur Welt der Gedanken und zum Schlaf hin wahr-
  genommen?
- Wie fühlt sich Ihr Körper jetzt an?
- In welcher Stimmung sind Sie gerade?

Wenn Sie sich regelmäßig auf die Reise durch Ihren Körper begeben, werden Sie bemerken, dass es zunehmend besser gelingt,
mit der Aufmerksamkeit beim Körper zu bleiben. Die Phasen
des Abschweifens in Gedankengebilde oder des Eindösens werden mit der Zeit kürzer, und dem Bewusstsein gelingt es immer
häufiger, zu bemerken, wo der Fokus der Aufmerksamkeit sich

gerade befindet. Sie entwickeln mit der Praxis der Körperreise ein leib-sinnliches Gespür für Ihren Körper. Dieses Gespür äußert sich dann auch im Alltag als Präsenz Ihrer Leibhaftigkeit. Dies ermöglicht Ihnen einerseits, Grenzen Ihrer Belastbarkeit zu spüren, bevor sie überschritten werden, und zum anderen unterstützt Sie Ihr Leib-Sinn darin, im Alltag mit Ihrer Aufmerksamkeit immer wieder in den sinnlich-konkreten, gegenwärtigen Moment zu kommen. Gerade für Menschen, die nicht körperlich, sondern vor allem geistig und psychosozial aktiv sind, bereichert diese Fähigkeit zur leibhaftigen Präsenz das eigene Erleben und auch den Kontakt mit den Mitmenschen.

Entscheidungen für ein gesundes und achtsames Leben im Alter

Oxidativer Stress, entzündliche Prozesse, Zunahme des Blutzuckers, Telomerverkürzung und Abnahme der Knochendichte – wie diese unterschiedlichen Alterungsprozesse zusammenhängen und -wirken, ist im Wesentlichen noch nicht bekannt (Fontana et al. 2014). Auch wie bewusste Lebensstilentscheidungen sich in ihrer Summe auf die Selbstregulation und Alterung auswirken, verstehen wir noch längst nicht in Gänze. Machen wir also unser Leben zu einem Experiment und begreifen, verstehen, erleben wir in unserem eigenen Sein, was uns vital und lebensfroh erhält. Und am besten lassen wir interessierte Menschen in unserem Umfeld auch daran teilhaben.

Wenn Sie die folgenden Zusammenfassungen lesen, ist es vielleicht schön, sich einige dieser Fragen zu stellen:
– Welche Lebensstilaspekte spielen in Ihrem Leben bereits eine Rolle?

- Wie wichtig sind sie Ihnen, und welche davon möchten Sie gern noch weiter entwicklen?
- Was genau können Sie tun, um dem Ziel näher zu kommen?
- Wer kann Sie dabei unterstützen?
- Welche Hindernisse könnten Ihnen in den Weg geraten? Wie gehen Sie dann mit den Hindernissen um?
- Woran bemerken Sie, dass Sie Ihre geplanten Lebensstiländerungen umgesetzt haben?

Fassen wir also die vorgestellten Maßnahmen für ein gesundes und achtsames Leben im Alter zusammen:

Oxidativen Stress reduzieren, Antioxidanzien einnehmen:
- Roter Pflanzenfarbstoff, Beta-Karotin → enthalten in Roter Bete, im Granatapfel, in roten Trauben-(Kernen) und Rotwein.
- Ascorbinsäure, auch bekannt als Vitamin C → enthalten in Brennnesseln, Hagebutten und sauren Früchten, in Grünkohl, Petersilie und Pfeffer.
- Flavonoide und Polyphenole sowie andere pflanzliche Farb- und Geschmacksstoffe → enthalten in in Trauben(-kernen), Ginkgo, Kamille, Ringelblumen und Äpfeln sowie in Grünem Tee.
- Gelegentliche Nahrungsverknappung → Fasten- und Entlastungstage.
- Achtsamkeitsbasierte Stressbewältigung und Aktivierung antioxidativer Enzyme → Yoga, Meditation und Tai Chi.

Blutzucker regulieren, um oxidativen Stress zu meiden, die Bauchspeicheldrüse zu schonen und Diabetes vorzubeugen:

- Ernährung mit kohlenhydratarmen Speisen bzw. mit langkettigen und daher langsam erschließbaren Kohlenhydraten → Vollkornprodukte, Trockenobst und andere naturnahe Zucker statt Industriezucker; Vollwerternährung, Mittelmeerkost.
- Stress und damit Insulinresistenz, oxidativen Stress und Zellalterung vermeiden → Stressabbau durch Achtsamkeit, Meditation, Yoga.

Telomere erhalten:

- Ein bewusster Lebensstil und eine Ernährung, die ausreichend Vitamine und Nährstoffe beinhaltet, reduzieren oxidativen Stress und erhalten damit auch die Telomere → vegetarische Ernährung, regelmäßige moderate Bewegung, Normalgewicht halten, bewusste Stressbewältigung, Achtsamkeitsmeditation, soziale Unterstützung. Nicht rauchen!
- Vitamin C → enthalten in Hagebutte, Grünkohl, Brennnessel, Petersilie, Pfeffer.
- Vitamin E → enthalten in Weizenkeimen und Weizenkeimöl, Sonnenblumenöl und -kernen, Leinsamen, Nüssen, Butter, Eigelb, in Wirsingkohl, Himbeeren, Mandeln, Garnelen, Lachs, Süßkartoffeln, Sahne und Milch.
- Folsäure/ Vitamin B9 → enthalten in Hefepasten und -flocken, weißen Bohnen, Linsen, grünem Blattgemüse wie Spinat, grünen Bohnen, Kohlgemüse wie Brokkoli, Weißkohl und Rosenkohl, Roter Bete, Avocado, Nüssen.

– Omega 3-Fettsäuren → enthalten in fetten Seefischen wie Makrele, Sardine, Lachs, in Leinsamen, Walnüssen, Pinienkernen und Sesam.

– Regelmäßige moderate Bewegung, bewusste Stressbewältigung und soziale Unterstützung zum Erhalt der Telomerlänge → Ausdauerbewegung, Meditation, Yoga, Achtsamkeitspraxis, soziale Kontakte pflegen.

Entzündungen regulieren:

– Tryptophan begünstigt eine entzündungsmoderierende und immunförderliche Darmflora → tryptophanreiche Nahrungsmittel sind z. B. Kakao bzw. Schokolade, Walnüsse, Bananen, Ananas, Avocados, Tomaten, Pflaumen.

– Aus Tryptophan und Vitamin D wird das „Glückshormon" Serotonin gebildet → ausreichend Sonneneinstrahlung auf die Haut fördert die Vitamin D-Bildung, Fleischverzehr hemmt die Tryptophanaufnahme im Gehirn.

– Bewusste Lebensstilentscheidungen, Auseinandersetzung des Immunsystems mit Boden-Bakterien → nicht rauchen, Normalgewicht halten, regelmäßig draußen bewegen, Umweltgifte meiden.

– Achtsamkeit fördert Rückgang akuter Entzündungen und anti-inflammatorische epigenetische Einstellungen → Meditation, Achtsamkeitpraxis, Qigong.

Knochendichte erhalten:

– Vitamin D fördert Kalziumresorption im Darm, was zur festigenden Mineralisierung der Knochen beiträgt → enthalten in fetten Meeresfischen wie Makrele, Lachs, Sardine, Hering oder Dorsch, Schellfisch, aber auch in Avocado und

Eiern von freilaufenden Hühnern; 2 x im Monat Sonnenbank erhält Vitamin D-Spiegel im Winter.

– Vitamin C verbessert die Aufnahme von Kalzium → Milchprodukte, Feldsalat, Brokkoli, Grünkohl und Fenchel enthalten Kalzium. Vitamin C ist z. B. enthalten in Hagebutten und sauren Früchten. Kombinieren Sie Obst mit Milchprodukten.

– Qi-Übungen erhalten Knochendichte → Qigong.

Literatur

Altindag O, Erel O, Aksoy N et al.: Increased oxidative stress and its relation with collagen metabolism in knee osteoarthritis. Rheumatol Int. 2007; 27 (4): 339–344.

Bickers DR, Athar M: Oxidative stress in the pathogenesis of skin disease. J Invest Dermatol. 2006; 126 (12): 2565–2575.

Bogh MKB, Schmedes AV, Philipsen PA et al.: A small suberythemal ultraviolet B dose every second week is sufficient to maintain summer vitamin D levels: a randomized controlled trial. British Journal of Dermatology. 2012; 166 (2): 430–433.

Black DS, Cole SW, Irwin MR et al.: Yogic meditation reverses NF-κB and IRF-related transcriptome dynamics in leukocytes of family dementia caregivers in a randomized controlled trial. Psychoneuroendocrinology. 2013; 38 (3): 348–355.

Carlson LE, Speca M, Faris P, Patel KD: One year pre-post intervention follow-up of psychological, immune, endocrine and blood pressure outcomes of mindfulness-based stress reduction (MBSR) in breast and prostate cancer outpatients. Brain Behav Immun. 2007; 21 (8): 1038–1049.

Creswell JD, Irwin MR, Burklund LJ et al.: Mindfulness-based stress reduction training reduces loneliness and pro-inflammatory gene expression in older adults: a small randomized controlled trial. Brain Behav Immun. 2012; 26 (7): 1095–1101.

Ehlers S, Kaufmann SH, Participants of the 99(th) Dahlem Conference: Infection, inflammation, and chronic diseases: consequences of a modern lifestyle. Trends Immunol. 2010; 31 (5): 184–190.

Fontana L, Kennedy BK, Longo VD: Prepare for human testing. Nature. 2014; 511: 405–407.

Franceschi C, Capri M, Monti D et al.: Inflammaging and anti-inflammaging: a systemic perspective on aging and longevity emerged from studies in humans. Mech Ageing Dev. 2007; 128: 92–105.

Hashimoto T, Perlot T, Rehman A et al.: ACE2 links amino acid malnutrition to microbial ecology and intestinal inflammation. Nature. 2012; 487: 477–481.

Jacobs TL, Epel ES, Lin J et al.: Intensive meditation training, immune cell telomerase activity, and psychological mediators. Psychoneuroendocrinology. 2011; 36 (5): 664–681.

Jahnke R, Larkey L, Rogers C et al.: A comprehensive review of health benefits of qigong and tai chi. Am J Health Promot. 2010; 24 (6): e1–e25.

Kaliman P, Alvarez-Lopez M, Cosin-Tomas M et al.: Rapid changes in histone deacetylases and inflammatory gene expression in expert meditators. Psychoneuroendocrinology. 2014; 40: 96–107.

Kapahi P: Positive correlation between mammalian life span and cellular resistance to stress. Free Radic Biol Med. 1999; 26: 495–500.

Koike MK, Cardoso R: Meditation can produce beneficial effects to prevent cardiovascular disease. Horm Mol Biol Clin Investig. 2014; 18 (3): 137–143.

Lazar SW, Kerr CE, Wasserman RH et al.: Meditation experience is associated with increased cortical thickness. Neuroreport. 2005; 16 (17): 1893–1897.

Lengacher CA, Reich RR, Kip KE et al.: Influence of Mindfulness-Based Stress Reduction (MBSR) on Telomerase Activity in Women With Breast Cancer (BC). Biol Res Nurs. 2014; 16 (4): 438–447.

Li QZ, Li P, Garcia GE et al.: Genomic profiling of neutrophil transcripts in Asian Qigong practitioners: a pilot study in gene regulation by mind-body interaction. J Altern Complement Med. 2005; 11 (1): 29–39.

Lin J, Epel E, Blackburn E: Telomeres and lifestyle factors: roles in cellular aging. Mutat Res. 2012; 730 (1–2): 85–89.

Longo VD, Mattson MP: Fasting: molecular mechanisms and clinical applications. Cell Metab. 2014; 19 (2): 181–192.

Mahagita C: Roles of meditation on alleviation of oxidative stress and improvement of antioxidant system. J Med Assoc Thai. 2010; 93 (Suppl 6): S242–254.

N.N.: The effect of vitamin E and beta carotene on the incidence of lung cancer and other cancers in male smokers. The Alpha-Tocopherol, Beta Carotene Cancer Prevention Study Group. N Engl J Med. 1994; 330 (15): 1029–1035.

Nidhi R, Padmalatha V, Nagarathna R, Ram A: Effect of a yoga program on glucose metabolism and blood lipid levels in adolescent girls with polycystic ovary syndrome. Int J Gynaecol Obstet. 2012; 118 (1): 37–41.

Oh B, Butow PN, Mullan BA et al.: Effect of medical Qigong on cognitive function, quality of life, and a biomarker of inflammation in cancer patients: a randomized controlled trial. Support Care Cancer. 2012; 20 (6): 1235–1242.

Ornish D, Lin J, Chan JM et al.: (2013) Effect of comprehensive lifestyle changes on telomerase activity and telomere length in men with biopsy-proven low-risk prostate cancer: 5-year follow-up of a descriptive pilot study. Lancet Oncol. 2013; 14 (11): 1112–1120.

Oude Griep LM, Verschuren WM, Kromhout D et al.: Raw and processed fruit and vegetable consumption and 10-year stroke incidence in a population-based cohort study in the Netherlands. Eur J Clin Nutr. 2011; 65 (7): 791–799.

Pullen PR, Nagamia SH, Metha PK et al.: Effects of yoga on inflammation and exercise capacity in patients with chronic heart failure. J Card Fail. 2008; 14 (5): 407–413.

Siwik DA, Pagano PJ, Colucci WS: Oxidative stress regulates collagen synthesis and matrix metalloproteinase activity in cardiac fibroblasts. Am J Physiol Cell Physiol. 2001; 280 (1): C53–60.

Vasto S, Carruba G, Lio D et al.: Inflammation, ageing and cancer. Mech Ageing Dev. 2009; 130: 40–45.

Wurtman RJ, Wurtman JJ, Regan M et al.: Effects of normal meals rich in carbohydrates or proteins on plasma tryptophan and tyrosine ratios. Am J Clin Nutr. 2003; 77 (1): 128–132.

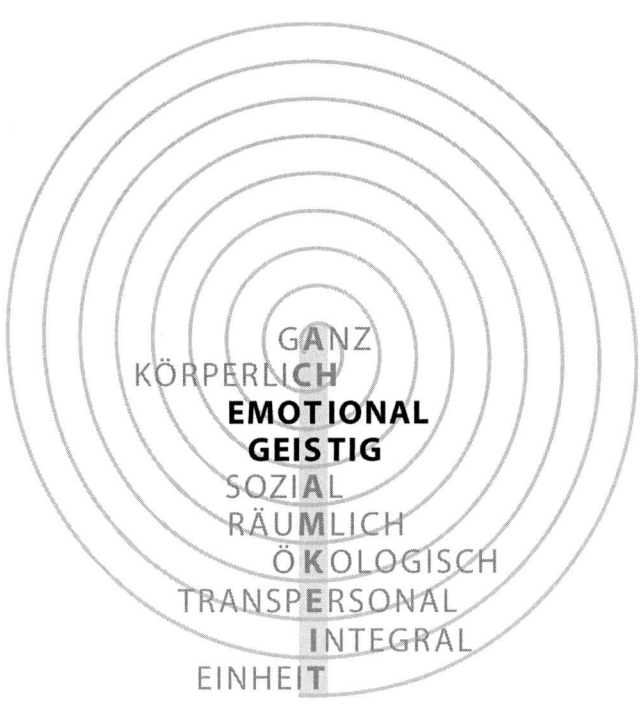

GANZ
KÖRPERLICH
EMOTIONAL
GEISTIG
SOZIAL
RÄUMLICH
ÖKOLOGISCH
TRANSPERSONAL
INTEGRAL
EINHEIT

Emotional-geistige Dimension

„Weißt du was?" sprach der Esel zum Hund, „ich gehe nach Bremen und werde dort Stadtmusikant, komm doch mit und lass dich auch bei der Musik annehmen. Ich spiele die Laute und du schlägst die Pauken." Der Hund war's zufrieden, und sie gingen weiter.

Nachdem die beiden betagten Tiere in unschöner Weise ihr Arbeitsleben beenden mussten, erfanden sie einen gemeinsamen neuen Lebensentwurf. Die Idee, Musikanten zu werden, versprach, weniger anstrengend zu sein als ihre bisherige Arbeit und passte zu ihren reduzierten körperlichen Fähigkeiten. Außerdem versprach sie, Freude zu machen und gab ihnen Richtung und Sinn.

Wenn unser Erwerbsleben zuende geht und die Kinder aus dem Haus sind, stehen wir vor der gleichen Aufgabe. Dann kann es sinnvoll sein, uns zu fragen, welche Fähigkeiten, Interessen, Wünsche und Träume wir haben. Wofür begeistern Sie sich? Bei welchem Thema schlägt Ihr Herz freudig, und Ihre Augen leuchten? Wofür möchten Sie Ihre Fähigkeiten, Ihr Fühlen, Denken, Lernen und Gestalten einsetzen?

In diesem Prozess der Selbstreflexion können Sie sich auch fragen, was Ihr Tun bisher angetrieben hat. Häufig ist der innere „Antreiber" einem Ideal aufgesessen, welches uns die Gesellschaft vorschreibt. Diesem Ideal nach bedeutet Arbeit automatisch Identität, Sinn, Zielfindung, soziale Kontakte, Sicherheit, Status. Dass dem nicht immer so ist, erleben viele von uns. Das wirft die Frage auf: Will und muss ich dieses Ideal mit zunehmendem Alter noch erfüllen? Will ich so weiterleben? Denn

gerade im Alter eröffnen uns Gelassenheit und Selbstwahrnehmung Möglichkeiten zu „lassen" und „zuzulassen".

Ruhe und Gelassenheit

Schon der Mystiker Meister Eckhart gibt in seiner Lehre von der
Ruhe und Gelassenheit Alternativen zur ewigen Betriebsamkeit
und Begierde, die die Sorgen und Aggressionen des Alltagsmen-
schen antreiben:

> *„Fragte man mich und sollte ich bündig Auskunft darüber geben,*
> *was die Absicht des Schöpfers bei der Erschaffung aller Kreaturen*
> *gewesen sei, so würde ich sagen: Ruhe.*
> *Fragte man mich zum zweiten, was alle Kreatur in all ihrem na-*
> *türlichen Verlangen sucht; ich würde antworten: Ruhe.*
> *Fragte man mich zum dritten, was die Seele in all ihren Bewe-*
> *gungen sucht, ich würde wieder antworten: Ruhe".* (Meister
> Eckhart 1964: 288)

Ruhe und Gelassenheit haben für Meister Eckhart mit Annehmen zu tun, also damit, eine Situation so zu nehmen, wie sie ist.
Annehmen bedeutet dabei nicht fatalistisches Hinnehmen einer
Situation in einer Opferhaltung. Wenn wir annehmen, können
wir, falls erforderlich, durchaus zu gegebener Zeit Veränderungen herbeiführen. Aber zunächst einmal prüfen wir, ob wirklich
aktives Handeln notwendig ist. Und wann gelänge dieses Prüfen
besser als in der Ruhe, in der bekanntlich die Kraft liegt.

Rainer Maria Rilke beschreibt diese Dialektik zwischen Lassen und Tun in seinem Brief an Tora Holmström vom 24. Au-
gust 1904 so:

*„Ich habe mich oft gefragt, ob nicht gerade die Tage, die wir ge-
zwungen sind, müßig zu sein, diejenigen sind, die wir in tiefster
Tätigkeit verbringen? Ob nicht unser Handeln selbst, wenn es
später kommt, nur der letzte Nachklang einer großen Bewegung
ist, die in untätigen Tagen in uns geschieht? Jedenfalls ist es sehr
wichtig, mit Vertrauen müßig zu sein, mit Hingabe, womöglich
mit Freude."* (Rilke 1929: 216 f.)

Muße ist ein Zustand, den man kultivieren kann. Er lädt zur
Gelassenheit ein und ist auch gesundheitsfördernd, da unser
Organismus dann vom Modus des Tuns, das Ressourcen ver-
braucht, in den Modus des Seins und damit auf Erholung und
Selbstheilung schalten kann. Und wenn das Gehirn nicht auf
„Input" von außen reagieren muss, kann es sich seiner inneren
Dynamik überlassen. Es hat Zeit,

- Erlebtes und Gelerntes zu verarbeiten und Erinnerungen zu
  sortieren,
- Netzwerke aus Nervenzellen dabei neu zu organisieren,
- alte Gefühls- und Gedankenmuster zu prüfen
- und neue zu erproben.

Auf diese Weise entstehen zum Beispiel jene Einsichten und
Geistesblitze, die uns mitunter scheinbar aus dem Nichts heraus
überraschen.

Natürlich geht genialen Einfällen fast immer eine Zeit intensiven Nachdenkens und Fühlens voraus. Doch man kann es mit
dem Grübeln auch übertreiben. Denn unser Denken folgt gewohnheitsmäßig den bekannten, ausgetretenen Pfaden. Wer auf
diese Weise allzu verbissen nach Erklärungen oder Lösungen
sucht, würgt häufig seine Kreativität regelrecht ab. Dann wird es

Zeit, das Grübelkarussell aus sich ständig wiederholenden Gedanken zu stoppen. Die folgende Meditation ermöglicht das.

Sitzen in Stille mit Gedanken und Gefühlen

Sorgen Sie für einen ruhigen Raum, stellen Sie das Telefon auf lautlos und setzen Sie sich aufrecht hin.

Ein Stuhl oder ein Kissen am Boden sind ideal, wenn sie Ihnen eine würdevolle Haltung ermöglichen, bei der die Wirbelsäule sich möglichst selber hält und trägt.

* * *

Sie schließen die Augen oder lassen sie eben so weit offen, dass gerade noch Licht nach innen scheinen kann. Dann richten Sie Ihre Aufmerksamkeit nach innen, in den Körperraum hinein.

Nehmen Sie den Raum wahr, den Ihr Körper einnimmt, seine Tiefe und Breite, seine Höhe und den sicher ruhenden Kontakt zum Boden. Lassen Sie nun auch Ihre Aufmerksamkeit im Körper ruhen.

Bemerken Sie, wie der Atem sanft den ganzen Körper bewegt? Jeder Einatemzug ist mit einer Bewegung verbunden und jeder Ausatemzug auch.

Sie begleiten mit Ihrer Aufmerksamkeit den Rhythmus dieser Bewegungen. Dabei müssen Sie nichts tun oder verändern. Der Atem fließt, wie er fließt, und Sie nehmen dieses Fließen einfach wahr. Atemzug für Atemzug.

Vielleicht bemerken Sie nach einer Weile, dass der Geist Gedanken erzeugt, und dass die Aufmerksamkeit sich dann diesen Gedanken zuwendet.

Sie verlässt den Atem und denkt die entstandenen Gedanken weiter. Immer, sobald Sie das bemerken, haben Sie nun die Möglichkeit, sich den aktuellen Gedanken anzuschauen und zu entscheiden, ob Sie ihn weiterdenken möchten, oder ob Sie ihn wie eine Wolke am Himmel ziehen lassen und die Aufmerksamkeit zurück lenken zum Atem und zum Körper.

Wieder und wieder begleiten Sie so das Entstehen eines Gedankens. Sie bemerken, wie die Aufmerksamkeit dazu tendiert, den entstandenen Gedanken fortzuführen und weiter zu denken.

Der Geist füttert die Gedanken mit Aufmerksamkeit. Sie können das zulassen und wahrnehmen, wohin ein Gedanke sich entwickelt. Sie können den Gedanken aber auch ziehen lassen, indem Sie Ihre Aufmerksamkeit sanft, aber bestimmt zum Atem und zum gegenwärtigen Gewahrsein zurückführen.

Damit öffnen Sie den Wahrnehmungsraum für das, was als nächstes darin erscheint. Das kann eine Körperwahrnehmung sein, ein Geräusch, ein inneres Bild, ein nächster Gedanke oder auch ein Gefühl.

Laden Sie alles ein in den Raum Ihrer Wahrnehmung. Begegnen Sie allem als ein freundlicher Gastgeber, zugewandt, aufmerksam, wach, freundlich und ohne Besitzansprüche. Auf diese Weise lernen Sie Ihre innere Landschaft gut kennen.

Wenn Sie mit Langmut für eine Weile still sein können, zeigen sich vielleicht auch die seltenen und scheuen Wesen, die unsere innere Welt bewohnen. Lassen Sie sich überraschen.

* * *

10 bis 20 Minuten sind oft eine gute Zeit für dieses Sitzen in Stille. Wenn Sie die Meditation beenden möchten, dann tun Sie das am besten mit einem kleinen Ritual. Vielleicht mögen Sie sich verneigen und sich selbst gratulieren, dass Sie sich selbst Zeit, Aufmerksamkeit und Zuwendung geschenkt haben. Wenn Ihnen dann nach Räkeln, Stecken, Gähnen zu Mute ist, dann geben Sie dem nach.

Wiederholen Sie dieses Sitzen in Stille an den nächsten zwei Tagen. Wenn Sie dann das Gefühl haben, sich damit etwas Gutes zu tun, dann behalten Sie diese Praxis bei.

AutorIn unseres Lebens werden

Oft sind es die Minuten oder Stunden der Muße, in denen wir uns selbst bewusst werden. Dann verwirklichen wir unser Sein als *Homo sapiens sapiens*, als Menschen die sich ihres Bewusstseins bewusst sind. Dabei werden wir uns selbst zum Thema. Voraussetzung dafür ist es, eine Distanz oder eine Perspektive der Draufsicht zu den Inhalten unseres Denkens zu entwickeln. Aus dieser Perspektive, die nicht mit den Inhalten der Gedanken identifiziert ist, lässt sich dann wahrnehmen, was wir Denken, Fühlen und Wünschen. Und aus der neuen Perspektive heraus haben wir die Freiheit zu entscheiden, ob wir den Inhalten der Gedanken Glauben schenken wollen, ob wir mit Aufmerksamkeit das jeweilige Gefühl nähren wollen und ob wir dem ersten

Handlungsimpuls nachgeben möchten, oder ob uns weitere Optionen offen stehen.

Mit dieser durch Selbstbewusstheit einhergehenden Freiheit stellen sich Fragen wie: Bin ich eigentlich zufrieden mit meiner gewohnten gedanklichen Sicht auf die Dinge? Oder überzeugt sie mich nicht mehr? Finde ich meine Angst, meinen Neid oder meinen Hass angemessen? Oder möchte ich mich lieber als Menschen erleben, der zu Dankbarkeit, Versöhnung und Gelassenheit fähig ist? Wie können wir wertschätzender mit eigenen Fähigkeiten und Bedürfnissen umgehen? Wie den Mitmenschen mehr Anerkennung, Achtung und Freundlichkeit zeigen?

Wenn wir auf einer solchen Wertebasis Autor bzw. Autorin unseres Lebens werden, schaffen wir Bedingungen für Würde und Glück im Alter. Der Stoff, das Material unser Schöpfung sind wir dabei selbst.

Ruhe, Vertrauen und Offenheit

Im Märchen von den Bremer Stadtmusikanten strahlt der Esel ein tiefes Vertrauen in den neuen Lebensentwurf als Musikant aus. Damit inspiriert er sich selbst und die anderen Tiere, sich gemeinsam dem Neuen, Unbekannten und potenziell Bedrohlichen mutig, gelassen und erfinderisch zu öffnen.

Wenn wir vertrauen, stehen wir unseren eigenen Potenzialen, unserem Wissen, unseren Fähigkeiten, der eigenen inneren Weisheit positiv gegenüber. Damit nähren wir Ruhe und Gelassenheit, reduzieren die innere Stresserregung und werden offen für Neues. Diese Haltung gleicht einem „Jungbrunnen".

Das Leben fordert heraus, es gibt Zäsuren, die schmerzlich sind, z. B. Krankheiten, Trennungen und Tod. Dabei scheint es die Aufgabe vor allem des höheren Erwachsenenalters zu sein,

- sich unserer eigenen inneren Gefühls- und Gedankenwelt bewusst zu werden,
- Mittel und Wege zu finden, aus Erregung, Abwertung und Leiden zu Ruhe, Vertrauen und Offenheit zu finden,
- uns von gewohnten Bewertungsmustern zu lösen, wenn sie uns und andere abwerten und reduzieren
- und neue Lebensperspektiven zu entwickeln.

Der innere Hochsitz

Wenn Sie einige Male die oben vorgestellte Achtsamkeitsmeditation „Sitzen in Stille" geübt haben und vertrauter geworden sind mit Ihren inneren Empfindungen und Ihrer inneren Landschaft, dann haben Sie eine gute Grundlage geschaffen für die folgende Übung, die Sie darin unterstützen kann, einen „Überblick" über Ihre Innenwelt zu kultivieren.

* * *

Wenn es Ihnen angenehm ist, dann schließen Sie für einen Moment die Augen, um Ihre Aufmerksamkeit ganz im Körper ankommen zu lassen. Nehmen Sie sich einen Moment Zeit zu spüren, wie Ihre Fußsohlen den Boden berühren, wie sich der Kontakt der Oberschenkel und des Gesäßes auf dem Stuhl anfühlt. Wo liegen die Hände? Der Rücken ist, wenn möglich, aufrecht, das Gesicht entspannt.

Spüren Sie dann, wie der Atem in Sie hineinströmt und aus Ihnen hinausströmt. Jede Einatmung empfangen, jede Ausatmung wieder ziehen lassen. Atemzug für Atemzug. Eine Weile sitzen und nur den Atem beobachten.

Richten Sie Ihren inneren Fokus auf alle Gedanken, Wünsche oder Gefühle, die Sie jetzt wahrnehmen können. Nach nichts Bestimmtem Ausschau halten, einfach nur wahrnehmen, was gerade auftaucht: Gedanken über Vergangenes, Zukunftsplanungen, Gefühle von Ärger, Sorge oder Freude. Egal, was auftaucht, lassen Sie es einfach einige Minuten zu, und nehmen Sie ganz genau wahr, was sie denken und fühlen. So sehen Sie, wie in Ihrem Geist von Moment zu Moment verschiedene Gedanken auftauchen und wie Sie von Augenblick zu Augenblick verschiedene Gefühle wahrnehmen können. Sollte nur eine Gefühlsqualität oder gar keine spürbar werden, so ist auch das in Ordnung.

Stellen Sie sich dann vor Ihrem inneren Auge vor, Sie säßen auf einem Hochsitz, vor Ihnen läge eine Wiese. Stellen Sie sich inmitten des Grüns einen kleinen Fluss vor, der vorbeiströmt. Ihre Gedanken und Gefühle, Ihre Wünsche und Motive sind wie kleine Schiffchen, die vom Fluss getragen vorbei schwimmen. Sehen Sie genau hin, da ist Ihre Sorge oder da schwimmt vielleicht Ihre Wut vorbei.

Doch gleichzeitig haben Sie auch die Möglichkeit, sich zu entscheiden, ob Sie dieses oder jenes einfach vorbeiziehen lassen möchten, ohne es „Ihres" zu nennen. Sondern eher: „Da ist ein Schiffchen namens Groll" – oder „Da ist ein Schiffchen namens Glück". Verweilen Sie einige Minuten und lassen Sie Schiffchen für Schiffchen kommen und vorbeiziehen. Und schauen Sie genau hin, wie sie auf den Wellen tanzen, in der Sonne, im kühlen Nass.

Beenden Sie die Übung damit, dass Sie sich wieder auf Ihre Atmung konzentrieren. Dann nehmen Sie Ihren Körper als Ganzes wahr, auch den Kopf und das Gesicht.

Recken und strecken Sie sich, gähnen Sie, wenn Sie möchten.

* * *

Wenn Ihnen dieser meditative Zugang zu Selbsterkenntnis und Gelassenheit gefällt, können Sie in Kursen wie der „Stressbewältigung durch Achtsamkeit (MBSR)" nach Jon Kabat-Zinn weitere Anregungen und die Unterstützung durch Gleichgesinnte finden. Sollten Sie lernen wollen, Depressionen, Unsicherheit oder Angst besser zu bewältigen, kann zum Beispiel die ebenfalls in einer Gruppe durchgeführte „Achtsamkeitsbasiere kognitive Therapie (MBCT)" nach Segal, Williams und Teasdale interessant sein.

- MBSR und andere Stressbewältigungskurse werden von den gesetzlichen Krankenkassen als Präventionsleistungen bezuschusst. Eine Übersicht der jeweiligen Angebotsseiten der Kassen finden Sie hier: www.zentrale-pruefstelle-praevention.de
- Anbieter von Kursen zur Stressbewältigung, zum Ausbau von Gelassenheit und Selbstfürsorge sowie zum achtsamen Umgang mit Depressionen (MBCT) und Angst finden Sie hier: www.mbsr-verband.de
- Ressourcen lassen sich auch in einer ambulanten Psychotherapie, die verstärkt auf individuelle Kompetenzen und Stärken aufbaut, entwickeln. Hier lohnen sich vergleichende Vorgespräche, um einen passenden Psychotherapeuten zu finden.

Der frische Blick

Für neue Entwicklungen offen zu bleiben und nicht nur an „alten" Zielen und Absichten festzuhalten oder ihnen hinterher zu trauern, ist ein Wesenszug gesunder älterer Menschen. Für viele Menschen spielen dabei die Enkelkinder eine große Rolle und geben dem Leben einen neuen Sinn.

Aber auch „alte Bekannte" können wir mit etwas Mutwillen frisch und liebevoll anschauen und sehen. Stellen Sie sich einmal in einer Mußestunde folgende Fragen:

- Wie wäre es, wenn ich meinen Partner/ meine Partnerin, meine Nachbarin/ meinen Nachbarn oder meine Bekannte/ meinen Bekannten mit einer offenen, unvoreingenommenen Haltung wahrnehmen würde, so als hätte ich sie/ ihn noch nie zuvor gesehen?
- Wie wäre es, wenn ich ihm oder ihr so begegnete, als wäre es das erste Mal? Wen sähe ich dann? Weiß ich das überhaupt?

Es lohnt sich, das einmal auszuprobieren und zu „schauen", was sich in der Wahrnehmung verändert, wenn Sie ihrem Gegenüber so begegnen, als wäre es das erste Mal – was es letztlich auch ist, denn jeder Moment ist einzigartig und somit ist auch jede Begegnung immer wieder neu.

Weisheit, Selbsterkenntnis und Mitgefühl

> *„Nicht so viel denken, mehr lieben!"*
> (Theresa von Avila, zitiert nach Dorst 2011: 43)

Auf dem Gebiet der Entwicklungspsychologie hat sich C. G. Jung mit dem Reifungsprozess des Alterns auseinandergesetzt. Er ging von einem lebenszeitlichen Kontinuum aus und nannte diesen Prozess „Werde, der/ die du bist". Er geht dabei von der Suche nach der seelischen Ganzheit und Vollständigkeit aus, von der Auseinandersetzung zwischen Ich und Selbst, Bewusstem und Unbewusstem, im Bezogensein zum Du und der Welt. Jungs Rat an seine Mitmenschen war anlässlich seines 85. Geburtstags:

> *„Eine immer tiefer werdende Selbsterkenntnis ist, wie mir scheint, wohl unerlässlich für die Weiterführung eines wirklich sinnvollen Lebens im Alter, wie unbequem diese Selbsterkenntnis auch sein möge. Nichts ist lächerlicher oder unpassender als alte Leute, die tun, als ob sie noch jung wären – sie verlieren sogar ihre Würde, das einzige Vorrecht des Alters. Die Ausschau muss zur Innenschau werden. In der Selbsterkenntnis wird einem alles das aufgedeckt, was man ist, zu was man bestimmt ist, und alles, wovon und wofür man lebt. Die Ganzheit unseres Selbst ist mit Sicherheit ein rational nicht zu fassendes Etwas, aber gerade das sind wir ja, und das muss als eine einzigartige, sich nie widerholende Erfahrung gelebt werden."* (zitiert nach Dorst 2011: 47f.)

An dieser Stelle sei erwähnt, dass Selbsterkenntnis und Weisheit nicht ohne Mitgefühl auskommen. In den vorgestellten Übungen, die sich um die innere Haltung tiefer Akzeptanz gegenüber unseren Erfahrungen bemühen, geht es immer auch darum, mitfühlend mit uns und anderen Menschen zu sein. Die lateinische Wurzel des Wortes *pati* oder das griechische *pathein* bedeutet „leiden", *com* bedeutet „mit". Diese Wortteile bilden das englische Wort für Mitgefühl: *compassion*. Mit einer Person „mitfühlen" könnte auch so ausgedrückt werden: „Mitgefühl ist die Erfahrung von Leiden in Verbindung mit dem Wunsch, es zu lindern" (Germer 2014: 31).

Sympathie und Empathie, Liebe und Selbstmitgefühl sind weitere wichtige und ähnlich „warme" Qualitäten unseres Menschseins. Sie gehören insofern zu uns, als wir physiologisch nicht nur mit Kampf- und Fluchtreflexen, sondern auch mit der Empfindung für Mitgefühl und Gemeinschaft ausgestattet sind, um unser Überleben zu sichern. Im Gehirn werden Emotionen wie Mitgefühl und Geborgenheit in einem Subsystem verortet, das neben den Systemen von Kampf-Erstarren-Flucht und Konkurrenz-Belohnung steht. Dieses so genannte Beruhigungssystem wird durch die Neurotransmitter Oxytozin und Vasupressin reguliert. Wir können es selbtsregulierend nutzen, um in uns und in anderen innere Zustände der Beruhigung und des Mitgefühls zu stärken.

Weisheit und Mitgefühl können gemeinsam kultiviert werden durch Übungen, die uns helfen, aus dem Strom der Gedanken auszusteigen, unsere unangenehmen Gefühle und Gedanken nicht zu beurteilen, sondern sie aufmerksam wahrzunehmen, sie achtsam zu betrachten, sie mit Mitgefühl anzunehmen und sein zu lassen.

Mitgefühl mit mir selbst

Sie können das nächste Mal, wenn Sie in sich Schmerzen, Wut, Angst, Trauer oder ein anderes Gefühl wahrnehmen, erkunden, wie es sich anfühlt, wenn Sie sich dem Körperbereich, in dem es zu spüren ist, mitfühlend zuwenden.

* * *

Lenken Sie Ihre Aufmerksamkeit in den Körperbereich, in dem Sie Schmerzen, Wut, Angst oder Trauer spüren und lassen Sie sie dort ruhen. Spüren Sie, wie Ihr Körper dieses Gefühl empfindet und ausdrückt.

Wenn Sie einen Sog von Gedanken, Geschichten, Worten, Bewertungen im Geist spüren, dann lenken Sie Ihre Aufmerksamkeit sanft, aber bestimmt davon weg und hin zum Körperempfinden. Wie empfinden Sie den Bereich um das Gefühl? Wie fließt Ihr Atem?

Oft sind unangenehme Gefühle mit einer Enge, einem Festhalten, Hartwerden der Muskeln in dem jeweiligen Körperbereich verbunden. Wenn Sie das so empfinden, nehmen Sie es wahr und atmen Sie weiter. Schauen Sie, ob es gelingt, auch das Festhalten mitfühlend, liebevoll sein zu lassen, indem Sie sich um den wehen Bereich und in die Festigkeit dort mit den Ausatemzügen hinein entspannen. Nehmen Sie dabei wahr, ob und was sich verändert.

* * *

Lebenslanges Veränderungspotenzial

Mit zunehmendem Alter häufen sich Erkrankungen. Verlässliche Aussagen über psychische Erkrankungen im Alter gibt z. B. die Berliner Altersstudie. Die mit einer Stichprobe von 516 alten Menschen (70 bis über 100 Jahre) über acht Messzeitpunkte angelegte multidisziplinäre Untersuchung kommt unter anderem zu dem Ergebnis, dass knapp die Hälfte (44 %) der 70-jährigen und älteren WestberlinerInnen keinerlei psychische Störungen zeigte, während knapp ein Viertel (24 %) eindeutig psychisch krank war (vgl. Lindenberger, 2010). Die häufigsten psychischen Krankheiten im Alter sind Demenzen bei 14 % der 70-Jährigen und Älteren. Demenzerkrankungen werden mit dem Alter eindeutig häufiger. Das heißt, wenn bei einem 70-Jährigen zu Beginn der Untersuchung noch keine Demenzerkrankung gefunden wurde, beträgt die Wahrscheinlichkeit, dass er als 90-jähriger Mensch daran erkrankt, über 40 %.

Zugleich wissen wir, dass das Veränderungspotenzial des Zentralnervensystems so groß ist, dass länger andauerndes kognitives Training zur Verringerung dieser altersbedingten Verluste führen kann. Gerade körperliche Aktivitäten haben einen schützenden Einfluss auf den Erhalt der geistigen Fähigkeiten, denn sie regen den Stoffwechsel an und schützen damit das neuronale Gewebe. Und ältere Menschen, die herausfordernden geistigen Tätigkeiten nachgehen, weisen ebenfalls nur geringe kognitive Einbußen auf (vgl. Bertelsmann Stiftung 2007: 117). Wenn unverarbeitete Lebensthemen, Traumatisierung oder Depressionen sich zeigen, sollte eine Psychotherapie in Betracht gezogen werden.

Die Eigenschaften von Nervenzellen oder auch ganzen Hirnarealen passen sich in Abhängigkeit von ihrer Verwendung in ihren Eigenschaften an unser Verhalten, unser Denken, unsere Handlungen an. Die Hirnforschung hat in den letzten Jahrzehnten große Fortschritte gemacht. Das Bild vom Gehirn als einem statischen, starren Organ, das sich – einmal „ausgewachsen" – kaum noch verändert, hat sich als falsch erwiesen. Man spricht von „Neuroplastizität", was bedeutet, dass das Gehirn lebenslang ein höchst sensibles und formbares Organ bleibt.

Wenn wir verstehen wollen, wie Achtsamkeitsübungen oder auch Sport, Spaziergänge im Wald oder „soziales Netzwerken", wie Mitgefühlstraining oder Psychotherapie sich positiv formend auf unser Gehirn auswirken, lässt sich das vielleicht mit einen Wort erklären: durch Glück!

Glück und Freude hängen sehr eng zusammen. Sie entstehen über Sinneswahrnehmungen wie Schmecken, Riechen, Sehen, Hören, Tasten sowie durch eine annehmende, positive Einstellung dem gegenüber, was durch die Sinne vermittelt wird. Die Sinnesreize regen das Erwartungssystem im Gehirn an. Der Botenstoff Dopamin sorgt beispielsweise dafür, dass wir unsere Aufmerksamkeit auf die äußeren Signale der Umwelt richten, und bei als „angenehm" erlebten Erfahrungen macht sich eine wohlige Entspannung breit.

Beobachten Sie einmal, wie Sie beim Anblick, beim Riechen und Fühlen schöner Blumen Freude im Körper verspüren. Dann schließen Sie die Augen und beobachten Sie, wie Sie allein durch Erinnerung dieser Erfahrung Ihre Sinneskanäle wieder öffnen können und Sie noch einmal Freude und Glück empfinden. Sorgen Sie also dafür, dass Sie im Alltag immer wieder für Momente genießen, einfach am Leben zu sein, und erinnern Sie sich dann bewusst an solche Momente.

Damit verändert sich nicht nur die Art und Weise, wie wir auf die Welt blicken, wir selbst ändern uns und damit auch die Welt.

Literatur

Bertelsmann Stiftung (Hrsg.): Alter neu Denken. Gesellschaftliches Altern als Chance begreifen. Gütersloh; 2007.

Dorst B, Neuen C, Teichert W (Hrsg.): Übergänge, Krisen, Visionen. Ostfildern: Patmos; 2011.

Germer C, Siegel RD: Weisheit und Mitgefühl in der Psychotherapie. Achtsame Wege zur Vertiefung der therapeutischen Praxis. Freiburg: Arbor; 2014.

Lindenberger U, Smith J, Mayer KU, Baltes PB (Hrsg.): Die Berliner Altersstudie. Erweiterte Auflage. Berlin: Akademie Verlag; 2010.

Meister Eckhart: Der Morgenstern. Berlin: Union Verlag; 1964.

Rilke RM: Briefe aus den Jahren 1902 bis 1906. Leipzig: Insel; 1929: 216 f.

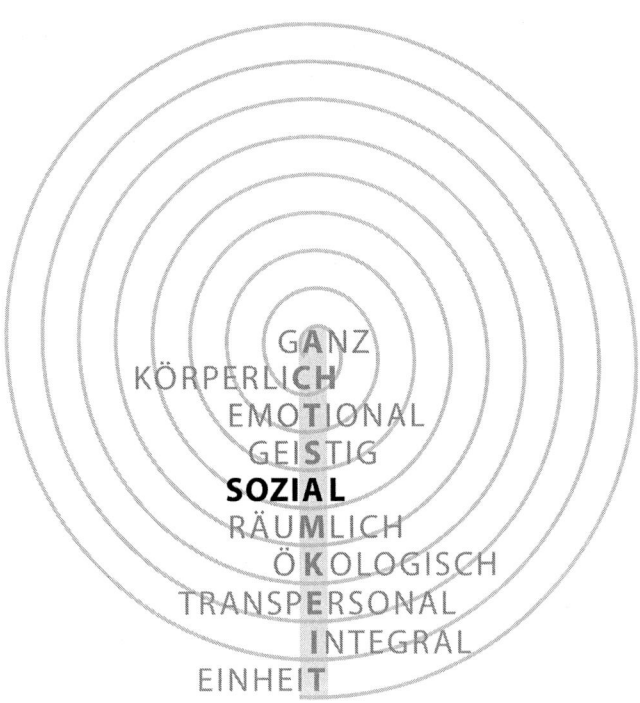

GANZ
KÖRPERLICH
EMOTIONAL
GEISTIG
SOZIAL
RÄUMLICH
ÖKOLOGISCH
TRANSPERSONAL
INTEGRAL
EINHEIT

Die soziale Dimension

> *Da ratschlagten die Tiere, wie sie es anfangen müssten, um die Räuber hinauszujagen und fanden endlich ein Mittel. Der Esel musste sich mit den Vorderfüßen auf das Fenster stellen, der Hund auf des Esels Rücken springen, die Katze auf den Hund klettern, und endlich flog der Hahn hinauf, und setzte sich der Katze auf den Kopf. Wie das geschehen war, fingen sie auf ein Zeichen insgesamt an, ihre Musik zu machen: der Esel schrie, der Hund bellte, die Katze miaute und der Hahn krähte. Dann stürzten sie durch das Fenster in die Stube hinein, dass die Scheiben klirrten.*

Die Tiere hatten ein gemeinsames Ziel: Sie waren fest entschlossen, ein neues Leben als Stadtmusikanten zu beginnen. Doch jetzt galt es erst einmal, die Räuber zu verjagen. Und zusammen schafften sie das. Einer auf dem Rücken des anderen, gemeinsam schreiend, sahen die erschreckten Räuber nicht vier betagte und hungrige Haustiere in ihre Küche stürzen, sondern ein unbesiegbares Ungeheuer.

Haben Sie in Ihrem Leben diese Erfahrung gemacht, erst in der Gemeinschaft stark genug zu sein, um ein gemeinsames Ziel zu erreichen? Unsere Kinder, Ehepartner, Nachbarn, Kollegen und Freunde sind für die meisten von uns sehr wichtig. Doch je älter wir werden, desto mehr nehmen diese Beziehungen ab: durch den Auszug der Kinder, den Tod eines nahen Angehörigen, das Ausscheiden aus dem Erwerbsleben, um nur einige Gründe zu nennen. Durch die Reduzierung dieser wichtigen Bezugspersonen wird es im Alter immer wichtiger, Kontakte zu jenen zu halten, die in der Nähe sind oder neue Kontakte herzustellen: in der Nachbarschaft, in Vereinen, Clubs etc.

Soziale Anerkennung, Kompetenz und Bildung

Für uns Menschen ist es lebensnotwendig, soziale Anerkennung zu finden. Als Säugling werden wir durch die „Spiegelung" unserer Bezugspersonen, ihr Lächeln, ihre Resonanz in der Mimik, ihre „Zu-Neigung" und das Gefühl, immer wieder getragen zu werden, erst zum „Menschen", zum *Homo sapiens sapiens*. Denn wir kommen aufgrund unseres großen Schädelumfangs unfertig auf die Welt. Würden wir zur völligen Reife im Mutterleib ausgetragen, würde diese den Geburtsvorgang nicht überleben.

Alle anderen Säugetiere können innerhalb relativ kurzer Zeit selbständig überleben. Sie sind aufgrund ihrer artgerechten Reaktionen und Verhaltensweisen schon nach wenigen Tagen „Katze" oder „Pferd". Nur wir Menschen brauchen über viele Jahre Spiegelung und Fürsorge, damit sich unser Gehirn so weit entwickelt, dass wir menschengemäß agieren können. Dazu gehören unter anderem eine gesunde Gefühlsverarbeitung und kognitive Leistungen. Unser angeborenes Bedürfnis nach mitmenschlicher Beziehung lässt im Verlauf des Lebens meist etwas nach, erlischt aber nie.

Anerkennung, die in nahen Beziehungen zu anderen Menschen geschieht, vermittelt und fördert gleichzeitig unsere soziale Kompetenz. Soziale Kompetenz wiederum beinhaltet die Fähigkeiten und Fertigkeiten, die zur Aufrechterhaltung eines selbständigen, selbstverantwortlichen und sinnerfüllten Lebens in der Gemeinschaft notwendig sind. Soziale Kompetenzen und soziale Beziehungen hängen stark voneinander ab und bedingen sich gegenseitig. Soziale Kompetenzen werden in der Kindheit und im gesamten Lebensverlauf erworben. Doch oft nehmen die in der ersten Lebenshälfte sich natürlich einstellenden Gelegenheiten für das Knüpfen und Pflegen von Beziehungen im höheren Alter ab. Dann gilt es, sich aktiv um das eigene „soziale Netzwerk" zu kümmern.

Etwas zu lernen oder zu lehren schafft ideale Voraussetzungen dafür, denn Bildung und lebenslanges Lernen wirken nachweislich protektiv, d. h. schützend für die Gesundheit und die Leistungsfähigkeit (vgl. Kruse 2002). Die einfache Formel lautet: Je höher die Bildung, desto größer die Gesundheitspotenziale eines Menschen. Bildung formt erwiesenermaßen den Lebensstil eines Menschen und damit auch das Gesundheitsverhalten. Zahlreiche sozialmedizinische Untersuchungen belegen, dass ein höheres Bildungsniveau mit einer geringeren Erkrankungswahrscheinlichkeit und auch einer höheren Lebenserwartung einhergeht. Das bedeutet: Nicht die gesellschaftliche Herkunft ist entscheidend für ein gelingendes Leben, sondern Bildung.

Wichtig für die Gesundheit im Alter ist die Fähigkeit zum lebenslangen Lernen – gerade nach der Berentung. Wir Menschen sind nicht passive Opfer äußerer Umstände, sondern vielmehr Gestalterinnen und Gestalter unserer Beziehungen und unseres Lebens.

* * *

Beziehungen gestalten

1. Schritt: Schließen Sie für eine Weile die Augen, wenn das angenehm ist. Nehmen Sie wahr, wie Ihr Atem in Sie hineinströmt und wieder hinausströmt. Nehmen Sie dabei wahr, wie der Atem die Welt in Ihrem Innern mit der Welt um Sie herum ständig verbindet. Bleiben Sie eine Weile so sitzen. Lassen Sie den Atem kommen und gehen und spüren Sie sich als untrennbar von der Welt.

2. Schritt: *Lassen Sie vor Ihrem Inneren ein Szenario entstehen, in dem Sie sich zusammen mit anderen Menschen sehen. Es können Menschen sein, die Sie kennen, die Ihnen vielleicht sehr nahe stehen oder auch Menschen, die Ihnen unbekannt sind. Stellen Sie sich gemeinsame Aktivitäten vor. Schauen Sie genau hin, was Sie machen und wie Sie zusammen sind. Schauen Sie dabei in Ihr eigenes Gesicht, wen sehen Sie? Eine lächelnde Frau, einen lächelnden Mann? Ein besorgtes Gesicht, ein ängstliches oder ärgerliches? Egal, was gerade zu sehen oder vielleicht auch zu fühlen ist, bewerten Sie es nicht. Schauen Sie es sich an mit der Perspektive: Dieser Mensch bin ich.*

Dann lassen Sie die Fragen entstehen: Wie möchte ich sein? Mit wem will ich mich wofür interessieren und engagieren? Achten Sie genau auf Ihre Reaktion im Inneren, auf Ihre Gedanken und Gefühle bei der Antwort darauf.

3. Schritt: *Öffnen Sie Ihre Augen und beantworten Sie so ehrlich wie möglich folgende Fragen, indem Sie die Antworten zu Papier bringen:*

a. *Schöpfe ich Bildungs- und Weiterbildungsmöglichkeiten aus, um in diesem Lebensabschnitt sozial integriert und aktiv zu sein?*
   Welche Institutionen der Erwachsenenbildung oder kulturelle Einrichtungen sind in meiner Nähe, deren Angebot ich nutzen möchte? Was möchte ich Neues hinzulernen? Welche Hobbies möchte ich intensivieren oder neu ausprobieren?

b. *Was würde ich gerne noch machen, um meinem Leben einen tieferen Sinn zu geben? Vorlesen im Kindergarten? Als HospizhelferIn Sterbenden das Abschiednehmen erleichtern? Leihoma werden?*

c. Was kann ich innerhalb der Familie, der Nachbarschaft, des Freundeskreises für andere Menschen tun? Wie können meine spezifischen Fertigkeiten und persönlichen Vorzüge anderen Menschen von Nutzen sein?
Wie kann ich meine Freundschaften pflegen und intensivieren oder neu beleben?

* * *

Weiterführende Links
www.freiwilligendienst-aller-generationen.org
www.bmfsfj.de/BMFSFJ/freiwilliges-engagement.html
www.jaz-ev.de
www.b-b-e.de
www.engagement-macht-stark.de
www.forum-seniorenarbeit.de
www.seniortrainer.net
www.seniorpartnerinschool.de

Soziale Integration

Gesundheit hängt also mit sozialer Integration zusammen. Wenn Möglichkeiten der Aktivität und des Engagements Gefühle von Sinnhaftigkeit, Gebrauchtwerden, Gemeinschaft und Solidarität erzeugen, werden wichtige Hormone im Körper produziert. Diese lösen Glücks- oder Bindungsgefühle aus – Garanten für Gesundheit!

Selbst- und mitverantwortlich zu leben, soziale Teilhabe sowie bürgerschaftliches und ehrenamtliches Engagement sind in der beruflichen, aber gerade auch in der nachberuflichen Lebensphase möglich. Wichtig ist, dass wir uns frei machen von engen „Produktivitätsgedanken", die eher hinderlich sind für die Gesunderhaltung. Im höheren Alter, aber auch schon am Ende der beruflichen Karriere oder nach dem Ausscheiden aus dem Beruf ist es wichtig, sich aus früheren Verpflichtungen und Gewohnheiten zu lösen um sich risikobereit und offen auf neue Erfahrungen und Vorstellungen einzulassen. Dazu gehört auch, wenn physische Fähigkeiten nachlassen, mehr und mehr auf geistige „Produktivität" zu bauen, also z. B. die emotionale oder motivationale Unterstützung anderer Menschen, gerade der jüngeren Generation.

Untersuchungen weisen darauf hin, dass die Beziehungen zwischen den Generationen innerhalb der Familien auch heute noch von gegenseitiger Wertschätzung, regen Kontakten und Austausch von Unterstützungsleistungen geprägt sind (vgl. BMFSFJ 2010). Und die ältere Generation lebt diese Werte nicht nur in der Familie, sondern empfindet sehr oft ein hohes Verantwortungsgefühl auch innerhalb der Gesellschaft.

Die vielleicht wichtigste Besonderheit, die uns Menschen von vielen anderen Tieren unterscheidet, ist die Qualität unserer sozialen Lebensweise. Wie beschrieben, bestimmen Beziehungen unser Leben in hohem Maße, und das von Geburt an. So lange wie wir Menschen pflegt kein anderes Lebewesen seinen Nachwuchs, und diese lange Zeit der Reife benötigen wir vor allem, um zu lernen, wie wir gut miteinander umgehen können.

Wir sind soziale Wesen, und unser Wohlbefinden und unsere Gesundheit hängen in hohem Maße mit der Qualität unserer Beziehungen zusammen. Eine amerikanische Studie zeigt eindeutige Zusammenhänge zwischen Stress, Hilfe für andere und Sterblichkeitsrisiko (vgl. Poulin et al. 2013). Bei den über einen Zeitraum von fünf Jahren begleiteten 846 Personen zeigte sich, dass von denjenigen, die angaben, unter hohem Stress zu leben,

30 % mehr Menschen starben als in der Gruppe ohne Stress. Wer aber angab, trotz eigenem Stress im letzten Jahr Menschen konkret geholfen zu haben, wies kein erhöhtes Sterblichkeitsrisiko auf.

Wenn wir uns also in anstrengenden Zeiten mit anderen verbinden und ihnen helfen, stärken wir unsere Biologie der Resilienz, d. h. der Kraft, die uns hilft, Schwierigkeiten zu meistern und an ihnen zu wachsen. Daran wird deutlich, warum Isolation und Einsamkeit zu den Hauptursachen für Leiden und Krankheit im Alter gehören. Wenn wir uns mit anderen Menschen verbunden fühlen, wenn wir uns eingebunden und auch für andere nützlich fühlen, leben wir erfüllter und gesünder. Fehlen diese Erfahrungen, kränkeln wir und sind unzufrieden.

Mensch sein heißt in Beziehung sein

Die Zusammenhänge zwischen sozialer Zuwendung, Stressbewältigung und Gesundheit hat der amerikanische Physiologe Stephen Porges erforscht. Seine „Polyvagus-Theorie" erklärt physiologisch, warum und wie wir Menschen anders als z. B. Reptilien unser soziales Miteinander zugewandt, fürsorglich und gesundheitsfördernd gestalten können (vgl. Porges 2007). Porges erforscht seit Jahrzehnten den Umstand, dass Säugetiere zwei Stränge des Vagusnervs entwickelt haben.

Der Vagusnerv ist als zehnter Hirnnerv an der Regulation der meisten inneren Organe beteiligt und gehört zum parasympathischen Nervensystem, das mit Stressbewältigung und Entspannung zu tun hat. So wird bei den Säugetieren durch einen der Vagusstränge, genau wie bei den evolutionär viel älteren Wirbeltieren (z. B. Lurchen und Reptilien), die Verdauung und

Ausscheidung enerviert. Bei lebensbedrohlichem Stress ist er für die nicht willentlich beeinflussbare, in den Organen unterhalb des Zwerchfells angesiedelte Reaktion der Erstarrung verantwortlich. Der Organismus wird dann im Wesentlichen stillgelegt, z. B. durch Ohnmacht, Dissoziation, dem Gefühl, sich vor Angst in die Hose zu machen und oft auch durch Muskelstarre.

Der andere, neuere Vagusstrang, der nur bei Menschen und Säugetieren vorhanden ist, enerviert neben dem Atmungssystem und dem Herz auch das gesamte System aus Gesichtsmuskeln, Hör- und Sprachmuskeln, das zur Wahrnehmung, zum Ausdruck und der Interpretation von Mimik und Stimmlage beiträgt. Damit sind diejenigen unserer Fähigkeiten einbezogen, die wir für sozialen Ausdruck und zwischenmenschlichen Austausch brauchen. Denn mit Gesicht und Stimme drücken wir unsere Gefühle aus und werden dadurch erst für unsere Mitmenschen spürbar. Zugleich sehen wir im Gesichtsausdruck unseres Gegenübers und hören aus der Stimmlage seine oder ihre Stimmung heraus. Einfühlung, Mitgefühl und soziale Unterstützung werden also ganz zentral vom neuen Zweig des Vagusnervs gesteuert. Dieser Vagusstrang beruhigt auch den Organismus durch die Entspannungsregulierung der Lungen- und Herzaktivität – und er ist bewusst beeinflussbar.

Wir haben also – physiologisch angelegt – die Möglichkeit, uns selbst auch in unangenehmen Situationen zu beruhigen und uns einander zuzuwenden, anstatt uns aufzuregen und aggressiv zu handeln oder in die alte Reptilienstrategie des Erstarrens zu verfallen. Aggressives Schreien, Schimpfen und Nörgeln oder ein eher depressives Verstummen und der Rückzug in die Einsamkeit wären demnach Ausdruck der evolutionär alten Strategien, mit (auch zwischenmenschlichem) Stress umzugehen. Beide tun aber weder uns selbst noch den Menschen um uns gut.

Die evolutionär neuere, potenziell konstruktivere und gesündere Variante besteht in der bewussten Entscheidung innezuhalten, um nicht diesen automatisch ablaufenden Reaktionen zu folgen, also den Weg des neuen Vagus zu gehen, um zuerst durch eine tiefe Ein- und Ausatmung unsere Erregung zu dämpfen. Dann können wir Augenlider, Ohren, Gesicht und Herz füreinander öffnen und unsere Stimme so modulieren, dass wir einander bereitwilliger zuhören. Anstatt hysterisch erregt schreien oder kreischen zu müssen, können wir dann die vom neuen Vagusnerv gesteuerte lebendige und tendenziell tiefere Intonation unserer Stimme nutzen, um unseren Artgenossen zu signalisieren, dass wir gewillt und fähig sind, die Auseinandersetzung friedlich zu führen. Eine lebendig intonierte Stimme reduziert auch beim Gegenüber, wenn er oder sie sich auf die Deeskalation einlässt, den Herzschlag und die Atemfrequenz.

Eine ähnliche Wirkung erzielt ein lebendiges, ausdrucksstarkes und freundlich wohlgespanntes Gesicht, ebenfalls Ausdruck der Vagusaktivität. Wenn wir z. B. schreiende kleine Kinder beruhigen wollen, sprechen wir intuitiv mit tieferer Stimme und suchen ihren Augenkontakt. Spannend ist, dass der neue Vagus auch den Mittelohrmuskel enerviert, der dabei hilft, tiefe Hintergrundgeräusche in der Wahrnehmung zu reduzieren, damit die vergleichsweise höheren Stimmen der Artgenossen besser gehört werden können. Die Selbstberuhigung und das einander Beruhigen ermöglicht es uns, in einen gewaltfreien, nicht bedrohlichen, offenen, einander zugewandten Austausch zu gehen. Das sind die evolutionär neuen Verhaltensweisen, die uns Menschen entsprechen. Sie beglücken uns, und wir erleben sie als gesund und heilsam.

Authentische Beziehungen pflegen

Mit zunehmendem Alter reduziert sich die Effizienz unseres vagusgesteuerten Systems der sozialen Bezogenheit. Wir werden empfindlicher und oft auch ängstlicher. Geräusche stören uns eher, Unvorhergesehenes macht uns unsicher, wir geraten schneller in Stress. Auch werden die höher frequenten Anteile der menschlichen Sprache wie Konsonanten und Wortendungen zunehmend schlechter gehört. Das führt dann oft zu Missverständnissen, zu Ärger und Frustration, und die Tendenz zum Rückzug steigt bis hin zur Isolation.

Dem können und sollten wir bewusst entgegenwirken, indem wir gezielt die Bedingungen für belebende und unangestrengte Gespräche in ruhiger Umgebung schaffen, während derer wir uns idealerweise von Angesicht zu Angesicht, d. h. mit Mimik und Gestik austauschen. Dabei können wir bewusstes Zuhören praktizieren und ausdrucksvoll sprechen.

Aktivitäten wie ausdrucksvoll Vorlesen, Geschichten erzählen, Schauspielern und vor allem Singen können unseren sozialen Ausdruck erhalten und fördern. So stärkt zum Beispiel das lange, tiefe Ausatmen beim Singen unsere Fähigkeiten für Selbstberuhigung und Vitalisierung.

Auch die Praxis der Meditation fördert diese Fähigkeiten, da sie uns beruhigt und uns sicher und im Körper zuhause fühlen lässt. Grübeln dagegen stärkt meist ein Gefühl von Unsicherheit und Unzufriedenheit, da Gedanken ja oft um Probleme kreisen. Meditation mit der Aufmerksamkeit auf das Auf und Ab des Atems wirkt beruhigend. Und aus einer inneren Ruhe heraus können wir dann auch eine Haltung zu unseren Mitmenschen entstehen lassen, die von zugewandtem und gelassenem Wohlwollen geprägt ist.

Einander Aufmerksamkeit und Zuwendung schenken

Nehmen Sie sich eine halbe Stunde Zeit, um mit einer Person in eine bewusst gestaltete Beziehung zu treten. Sie beide sollten Interesse aneinander haben und Freude am Spielen mit einem gegenseitigen Bezug, der direkter und tiefer ist, als wir es im Alltag gewohnt sind.

* * *

Setzen Sie sich einander gegenüber und schließen Sie zunächst die Augen. Dabei lenken Sie Ihre Aufmerksamkeit nach innen, zu Ihren Empfindungen im Körperinneren. Spüren Sie Ihre Kleidung auf der Haut, den Kontakt zur Sitzfläche und zum Boden. Nehmen Sie wahr, wie Ihr Geist Gedanken und Gefühle erzeugt, die Sie gelassen ziehen lassen können wie Wolken, die am Himmel vorüberziehen.

Lenken Sie Ihre Aufmerksamkeit auf die Empfindungen, die entstehen, wenn die Atemluft mit dem Einatmem in Ihren Körper hinein strömt und auf die Empfindungen, die Sie beim Ausatmen haben.

Wenn Sie so einen deutlich spürbaren Bezug zu sich selbst etabliert haben, bereiten Sie sich auf das Öffnen der Augen und auf die Begegnung mit der anderen Person vor. Nehmen Sie sich vor, auch mit offenen Augen einen Teil Ihrer Aufmerksamkeit bei sich zu halten. Sie möchten ja spüren, was sich in Ihnen regt, wenn Sie gleich in Kontakt mit Ihrem Gegenüber treten. Dann lassen Sie die Augen sich öffnen. Schauen Sie einander an und bemerken Sie Ihre Empfindungen dabei.

Nehmen Sie Veränderungen in sich wahr? Schlägt Ihr Herz vielleicht schneller oder langsamer? Werden Ihre Atemzüge tiefer oder flacher? Spüren Sie Kontraktionen oder Weitungen? Wo? Und in welchem Ausmaß? Was spüren Sie noch?

Eine Person, z. B. die mit den kürzeren Haaren, kann dann beginnen, ihre Wahrnehmungen aus ihrem Inneren der anderen Person mitzuteilen. Diese Wahrnehmungen können Körperempfindungen sein, Gefühle oder auch Bilder und Gedanken. Die Mitteilung kann z. B. mit folgenden Worten beginnen: „Wenn ich dich anschaue, bemerke ich bei mir, dass …" Die Person mit den längeren Haaren spürt, wie ihr Inneres darauf reagiert und teilt dies dann mit: „Wenn ich das höre, bemerke ich in mir …" Auf diese Weise eröffnet sich ein Dialog, der auf Ihrer beider ganz konkreten leibhaftigen Wahrnehmungen in Bezug zueinander beruht. Experimentieren Sie damit, und schauen Sie, wie diese direkte Form der authentischen Begegnung Ihre Beziehung zueinander formt.

Momente solch ungeteilter Aufmerksamkeit sind das größte Geschenk, das Sie einem anderen Menschen machen können. Zugleich sind sie wunderbare Geschenke an uns selbst und die Welt, denn wir alle sind ja Teil des Ganzen.

* * *

Einander leibhaftig spüren

Sexualität und Intimität im Alter werden heute häufig noch tabuisiert. Dabei ist erwiesen, dass Menschen, die mit ihrer sexuellen Beziehung zufrieden sind, eine höhere allgemeine Lebenszufriedenheit haben – auch im Alter! Intime Beziehungen können zu einem längeren Leben beitragen, da sie Glück und Wohlbefinden fördern.

Studien belegen, dass gute partnerschaftliche Beziehungen zu einem besseren Heilungsverlauf beitragen und positiv auf schwere Erkrankungen einwirken (vgl. Coyne et al. 2001). Sexuelle Gesundheit und Zufriedenheit sind also zentrale Komponenten des „erfolgreichen Älterwerdens", denn es besteht ein enger, wechselseitiger Zusammenhang zwischen allgemeiner und sexueller Gesundheit. Und: Sexuelle Lust bedeutet auch Lebenslust!

In China und Indien wird von alters her zum Beispiel in den daoistischen und hinduistischen Traditionen die Tiefe der Beziehungsqualität zwischen Mann und Frau als spirituelle Praxis bewusst auch in der körperlichen Liebe kultiviert. Der sechste Tibeter und Karezza sind Methoden, die dieses Thema vertiefen.

Mitgefühl und liebende Güte

Mit uns selbst und mit unseren Mitlebewesen mitfühlen zu können und dieses Mitgefühl unsere Beziehungen und unser Handeln bestimmen zu lassen, gehört zu den menschlichen Grundfähigkeiten. Dabei lassen sich diese Fähigkeiten bis ins hohe Alter hinein weiter entwickeln und ausüben. Interessant ist, dass Mitgefühl sich nicht nur entlastend und stressmindernd auf die Personen auswirkt, mit denen wir mitfühlen, sondern auch auf uns selbst. So zeigte eine Studie, dass bei Menschen, die lernten, empathisch zu sein, die Neigung zu Depressivität abnahm (Desbordes et al. 2012). Die folgende Meditation stellt eine Möglichkeit dar, wie wir Mitgefühl ausüben können und es damit stärken.

Metta-Meditation

„Metta" bedeutet auf Pali „liebende Güte". Sie können diese Meditation für sich allein im Geiste ausführen oder, schöner noch, zu zweit.

* * *

Setzen Sie sich in eine stabile Haltung, die Ihnen erlaubt, würdevoll mit gerade aufgerichtetem Rücken zu sitzen. Wenn Sie zu zweit sind, setzen Sie sich einander gegenüber.

Fokussieren Sie am besten mit geschlossenen Augen Ihre Aufmerksamkeit nach innen. Nehmen Sie Ihren Körper und Ihren Atem wahr. Und lassen Sie Ihren Geist im Körper ruhen.

Dann stellen Sie sich eine Person vor, die Ihnen nahe ist, bzw. öffnen Sie die Augen und schauen Sie Ihr Gegenüber an.

Verbinden Sie sich innerlich mit dieser Person in einer liebevollen, wohlwollenden Weise und sprechen Sie innerlich Sätze, wie z. B.

> *„Mögest Du sicher sein."*
> *„Mögest Du gesund sein."*
> *„Mögest Du in Frieden und Leichtigkeit leben."*
> *„Mögest Du glücklich sein."*

Diese Sätze können z. B. je drei Mal im Geiste wiederholt werden, damit Sie sich möglichst tief in diese Intention einfühlen. Sie können natürlich auch eigene Sätze formulieren. Empfinden Sie dabei ganz bewusst die mit diesen Wünschen für die andere Person einhergehenden Wahrnehmungen in Ihrem Körper. Wie geht Ihr Atem, wie fühlt sich Ihr Herz an, wie Ihre Schultern, Ihr Bauch?

Wenn Sie zu zweit sitzen, dann rücken Sie neben Ihre Partnerin oder Ihren Partner und schließen Sie dann die Augen.

Nun stellen Sie sich selbst und die andere Person vor. Und wünschen Sie sich beiden die guten Wünsche. Zum Beispiel

> *„Mögen wir sicher sein.“*
> *„Mögen wir gesund sein.“*
> *„Mögen wir in Frieden und Leichtigkeit leben.“*
> *„Mögen wir ein glückliches Leben leben.“*

Experimentieren Sie dann damit, im Geiste die andere Person zurücktreten zu lassen oder auch sich selbst allein vor Ihrem Auge zu sehen. Wie fühlt es sich an, wenn Sie sich selbst wünschen:

> *„Möge ich sicher sein.“*
> *„Möge ich gesund sein.“*
> *„Möge ich in Frieden und Leichtigkeit leben.“*
> *„Möge ich ein glückliches Leben leben.“*

* * *

Vergeben

Leben ist immer mit Verletzungen verbunden. Wir werden verletzt und verletzen andere. Unser Umgang mit diesen Verletzungen trägt auch dazu bei, wie wir im Alter leben. Sind wir enttäuscht, desillusioniert und verbittert? Haben wir die Hoffnung auf Gerechtigkeit, Liebe, Frieden, Lebendigkeit und Glück aufgegeben, oder lebt sie in uns? Feiern wir unser Leben? Empfinden wir Dankbarkeit für und Staunen über das unglaubliche und völlig überraschende Geschenk des Lebens? Behindern alte Verletzungen und/ oder Selbstvorwürfe über unser eigenes verletzendes Verhalten unsere Lebendigkeit?

Wenn wir uns dessen bewusst werden, können wir damit experimentieren, wie es sich anfühlt, wenn wir die Verletzungen akzeptieren und sein lassen. Oft haben wir oder die andere Person das uns damals Bestmögliche getan. Untersuchungen mit schwer kranken SeniorInnen zeigen, dass Verzeihen auch im hohen Alter und auch noch kurz vor dem Sterben Erleichterung bringen kann (Steinhauser et al. 2009). Fangen wir lieber eher damit an, um die Unbeschwertheit möglichst lange genießen zu können!

Verzeihen bedeutet, jede Hoffnung auf eine bessere Vergangenheit loszulassen.
(Lily Tomlin)

Meditation zum Verzeihen

Probieren Sie aus, ob die folgende Übung etwas für Sie ist. Wenn sie nicht passt, dann können Sie sie jederzeit beenden, indem Sie Ihre Aufmerksamkeit kurz im Körper sammeln.

* * *

Verbinden Sie Ihre Aufmerksamkeit zur Einstimmung mit Ihrem Körper und dem Atem. Spüren Sie sich im Zuhause Ihres atmenden Körpers.

Vergegenwärtigen Sie dann eine Situation, in der Sie selbst etwas getan oder unterlassen haben, das Ihrem Anspruch an sich selbst zuwider lief. Wählen Sie zu Beginn ein Thema, dessen Auswirkungen deutlich spürbar sind, das aber kein ganz großes und traumatisches Lebensthema betrifft.

Vergegenwärtigen Sie sich: Was haben Sie getan, das Sie so enttäuscht hat? Spüren Sie die Enttäuschung sich selbst ge-

genüber ganz körperlich. Wo? Wie fühlt sich das an? Vielleicht legen Sie eine Hand liebevoll und fürsorglich auf diesen Körperbereich. Spüren Sie die Wärme und Zuwendung dort. Vielleicht möchten Sie sich fragen, welche Absicht hinter Ihrer Handlung stand? Möglicherweise war Ihre Intention positiver als das Ergebnis. Stellen Sie sich vor, die Wärme Ihrer Zuwendung erfüllt den Körperbereich.

Wenn es passt, können Sie zu sich selbst sagen: „Ich verzeihe dir". Verweilen Sie mit dem entstehenden Körpergefühl. Wenn Sie möchten, wiederholen Sie den Satz „Ich verzeihe dir" so oft, wie es gut für Sie ist.

Verabschieden Sie sich dann und kommen Sie mit Ihrer Aufmerksamkeit zurück ins Hier und Jetzt.

* * *

Wenn es Ihnen gut tut, beziehen Sie zu späterer Zeit auch größere Verletzungen ein, die Sie verursacht haben. Wenn Sie wollen, kann diese Meditation natürlich auch auf das Verzeihen von Unrecht, das andere Ihnen angetan haben, erweitert werden.

Fragen Sie sich nach diesen Übungen, wie sich Ihr Körper anfühlt. Wo ist Wärme, Weite und Leichtigkeit? Wie fließt der Atem? Wie bewohnen Sie Ihren Körper? Welche Haltung verkörpern Sie? Und was können Sie in Ihrem Alltag mit anderen Menschen tun, um diese Qualitäten zu pflegen?

Jenseits der Gegensätze von richtig
und falsch liegt eine Wiese.
Dort möchte ich dir begegnen
(Rumi)

Literatur

Bundesministerium für Familie, Senioren, Frauen und Jugend (BMFSFJ): Informationen zum 3. Freiwilligensurvey (1999–2009); 2010.

Coyne JC, Rohrbaugh M, Shoham V et al.: Prognostic importance of marital quality for survival of congestive heart failure. American Journal of Cardiology. 2011; 88 (5): 526–529.

Desbordes G, Negi LT, Pace TW et al.: Effects of mindful-attention and compassion meditation training on amygdala response to emotional stimuli in an ordinary, non-meditative state. Front Hum Neurosci. 2012; 6: 292.

Kruse A: Gesund altern. Baden-Baden: Nomos Verlagsgesellschaft; 2002.

Porges SW: The polyvagal perspective. Biological Psychology. 2007; 74 (2): 116–143.

Poulin MJ, Brown SL, Dillard AJ, Smith DM: Giving to others and the association between stress and mortality. American Journal of Public Health. 2013; 103 (9): 1649–1655.

Steinhauser KE, Alexander SC, Byock IR et al.: Seriously ill patients' discussions of preparation and life completion: an intervention to assist with transition at the end of life. Palliat Support Care. 2009; 7 (4): 393–404.

Worthington EL Jr, Witvliet CV, Pietrini P, Miller AJ: Forgiveness, health, and well-being: a review of evidence for emotional versus decisional forgiveness, dispositional forgivingness, and reduced unforgiveness. J Behav Med. 2007; 30 (4): 291–302.

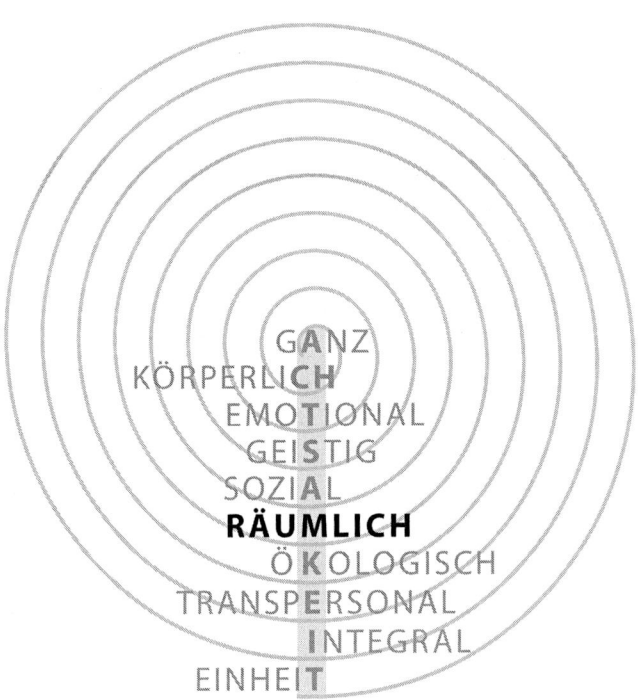

GANZ
KÖRPERLICH
EMOTIONAL
GEISTIG
SOZIAL
RÄUMLICH
ÖKOLOGISCH
TRANSPERSONAL
INTEGRAL
EINHEIT

Die räumliche Lebenswelt

Von nun an getrauten sich die Räuber nicht wieder in das Haus. Den vier Bremer Musikanten gefiel es aber so gut darin, dass sie nicht wieder heraus wollten.

Die vier Tiere waren ja auf der Suche nach einem neuen Lebensentwurf für ihr Alter. Sobald sie einen Ort gefunden hatten, der ihnen gefiel, hatten sie ihr Ziel erreicht und die Idee, nach Bremen zu ziehen, spielte keine Rolle mehr.

Für ein achtsames, selbstverantwortliches und sinnerfülltes Leben sind nicht nur körperliche, emotional-geistige und soziale Faktoren Voraussetzungen, sondern ganz wesentlich der Ort und die Umgebung unseres Lebensraumes. Unser „Lebenshaus" ist, ebenso wie unsere sozialen Beziehungen, unser Geist, unsere Gefühle und der Körper, Resultat unseres bisherigen Lebensverlaufs. Dennoch ist es gerade hier, in der Wahl und Gestaltung unseres Lebensraumes, möglich, kreativ und nahezu experimentell etwas zu wagen, was im Verlauf des bisherigen Lebens aus bestimmten Gründen (noch) nicht möglich war. Denn Neues auszuprobieren und zu erleben, ist ja, wie wir wissen, keine Frage des Alters. Und gerade in der Gestaltung des Lebensraumes ist eine Radikalität bzw. Experimentierfreude möglich, zu der wir Sie gerne anstiften möchten.

Freudvolles, erfüllendes Altern bedeutet Weiterentwicklung. Da wir von Geburt an altern, uns also entwickeln, erscheint es umso befremdlicher, dass Altern ab einem bestimmten Lebensjahr, oft ab etwa 60 Jahren, mit Stagnation und Abbau gleichgesetzt wird. Dabei spricht sich die moderne Alternsforschung, wie wir gesehen haben, sehr eindrücklich für die hohe „Plastizität",

d. h. Formbarkeit und Gestaltbarkeit, von physiologischen und psychologischen, aber auch von sozialen Alterungsmerkmalen aus (BMFSFJ 2006). Um diese soziale und vor allem räumliche Gestaltbarkeit individuell als Entwicklungschance nutzen zu können, benötigen Menschen Wissen über Entwicklungsmöglichkeiten, so dass sie ihre Fähigkeiten und Fertigkeiten zugunsten persönlich wichtiger Ziele einbringen können.

Im Lebensverlauf werden wir durch Elternhaus, Schule, Ausbildung, Beruf und soziale Sicherungssysteme geformt und oft auch „genormt". So gesehen birgt das höhere Erwachsenenalter, wenn viele der äußeren Normgeber zurücktreten, die Chance zur „späten Freiheit". Um diese Freiheit nutzen zu können, ist es natürlich hilfreich, wenn in diesem Lebensabschnitt sowohl der Bildungs- und Gesundheitsstatus, als auch ökonomische Bedingungen günstig sind. Auf jeden Fall bietet unser Leben im fortgeschrittenen Alter eine Fülle an Ressourcen für einen Neustart, dafür, sich auszuprobieren oder Altes neu zu entdecken.

Leben und Wohnen

„Wohnst du noch, oder lebst du schon?" Dieser werbeträchtige Slogan eines großen Einrichtungshauses verweist darauf, wie eng Wohnen und Leben miteinander verwoben sind und welch großen Stellenwert das Wohnen für das individuelle Wohlbefinden, die Lebensqualität und damit auch für die Gesundheit hat.

Forschungsergebnisse der letzten Jahre bestätigen die Erfahrung, dass sowohl objektive Aspekte des Wohnens (z. B. Raumausstattung, Raumklima), als auch subjektives Wohnerleben (z. B. Geborgenheit, Vertrautheit) Voraussetzungen für gesundes Altern sind. Wer zum Beispiel über eine gut zugängliche Wohnumwelt verfügt und seine Wohnumwelt als nützlich und wichtig erlebt und kaum andere oder das Schicksal verantwortlich für das eigene Wohnen macht, ist selbständiger in alltäglichen Aktivitäten, fühlt sich wohler und ist weniger depressiv (Iwarsson et al. 2007).

Gerade im Alter wird das eigene Zuhause immer wichtiger. Viele ältere Menschen bleiben in ihrer angestammten Wohnung bzw. ihrem Eigenheim wohnen, auch wenn die Kinder aus dem Hause sind. Die gewohnte Umgebung bietet Erinnerung, Geborgenheit, Vertrautheit und „Heimat".

Andererseits hat die heutige Generation der 60-Jährigen und Älteren meist andere Lebensentwürfe für das eigene Älterwerden als die Vorgängergeneration – und dazu könnte auch die Bereitschaft gehören, im Alter noch einmal umzuziehen. Hier sind vor allem solche Wohnformen bzw. Wohnprojekte von Interesse, die das selbständige Wohnen, auch bei zunehmendem Hilfebedarf, in Aussicht stellen. Wohnformen, die ein gemeinschaftliches Leben mit anderen und damit eine neue Lebensqualität versprechen – wie beispielsweise Hausgemeinschaften oder generationsübergreifende Wohnprojekte – werden darüber hinaus immer attraktiver für Seniorinnen und Senioren, die gerne mit anderen Menschen zusammen sind und die Lebendigkeit und Gemeinsinn schätzen.

Wie zuvor gezeigt, spielt das Gefühl, sozial eingebunden zu sein für das Wohlbefinden und damit für die Gesundheit eine entscheidende Rolle. Die so genannten „neuen" Wohnformen ermöglichen genau dies: eine eigene abgeschlossene Wohnung bzw. Rückzugsmöglichkeiten bei gleichzeitiger Option,

- anderen Menschen im direkten Wohnumfeld nah zu sein,
- Gemeinschaftsaktivitäten durchzuführen,
- Einsamkeitsgefühle zu verringern,
- Hilfe zu erhalten, falls erforderlich, oder sie zu geben,

- solidarisches Miteinander zu erleben,
- in manchen Wohnprojekten: einen Umzug in ein Pflegeheim bei Pflegebedürftigkeit zu vermeiden.

Gerade der letzte Punkt ist für die meisten Menschen von großer Bedeutung. Sie fühlen sich sicher, wenn sie als pflegebedürftige Menschen in der angestammten Umgebung bleiben können und wenn ihnen nahe Menschen mit Zeit, Muße und Zuwendung sensibel mit ihrer zunehmend hohen Verletzlichkeit und Abhängigkeit umgehen können.

Selbstverständlich ist es möglich, in der eigenen Wohnung gut älter zu werden, wenn man berücksichtigt, dass die Bedürfnisse und Anforderungen an die angestammte Wohnung sich verändern. Damit auch hier gesundes Altern gelingt und eine Heimeinweisung hinauszögert bzw. vermieden wird, sollte man die eigene Wohnung auf folgende etwaige Problemfelder prüfen:

- Stolperfallen (d. h. Unfall- und Sturzherde) vermeiden – durch Wohnungsanpassung wie zum Beispiel die Verlegung aller benutzten Räume ins Erdgeschoss.
- Die Wohnung so umbauen lassen, dass Gehhilfen oder Rollstuhl genutzt werden können.
- Modernisierungen im Bad oder in der Küche vornehmen.
- Altersbedingte Einschränkungen wie Einbußen der Hör- und Sehfähigkeit oder der Beweglichkeit sowie körperliche Erkrankungen oder geistige Beeinträchtigungen berücksichtigen.

Betreutes Wohnen ist sicherlich die bekannteste alternative Wohnform zur eigenen Wohnung. Die Seniorenwohnung verfügt in der Regel über eine Notrufanlage, und je nach Bedarf können Pflege- und Betreuungsleistungen als kostenpflichtige Zusatzleistung durch mobile Dienste in Anspruch genommen werden. Grundsätzlich ist eine betreute Wohnung für all jene Seniorinnen und Senioren anzuraten, denen es nicht möglich ist, die eigene Wohnung barrierefrei zu gestalten, die aber dennoch selbstbestimmt und unabhängig in ihren eigenen vier Wänden leben möchten.

Verbindliche Standards für betreutes Wohnen gibt es nicht. Außerdem bestehen deutliche Unterschiede im Preis-Leistungs-Angebot der verschiedenen Anbieter. Ein Vergleich lohnt sich!

Zu den Möglichkeiten von Wohnraumanpassung, alternativen Wohnkonzepten sowie Wohnen und Pflege informieren die **Wohnberatungsstellen** der Kommunen. Diese vermitteln auch erfahrene Handwerker, halten Musterwohnungen zur Veranschaulichung vor und beraten in vielfältiger Weise.

Wie möchte ich wohnen?

Um mit Ihren eigenen Wünschen und Bedürfnissen, aber auch mit eventuellen Ängsten in Kontakt zu kommen, können Sie folgende Übung ausprobieren.

* * *

1. Zu sich Kommen:
Spüren Sie den Kontakt der Füße zum Boden. Können Sie die Sicherheit spüren, die Ihnen daraus erwächst, dass der Boden Sie trägt? Nehmen Sie wahr, wie aus Ihren Füßen „Wurzeln" in den Boden wachsen, was die Festigkeit des Standes und die Verbundenheit mit dem Boden noch erhöht.

Spüren Sie, wie Sie vom Boden aufwärts in den Raum hinein ragen und wie dabei Ihr Gleichgewicht sich durch kleine Bewegungen des Körpers aufgrund der Atmung selbst erhält.

Bemerken Sie, wie Ihr Körper Kontakt zur Kleidung hat, die ihn einhüllt? Und spüren Sie die Luft, die Sie umgibt – vorne, hinten und an den Seiten?

Stellen Sie sich nun mit jedem Einatemzug vor, wie sich dabei Ihre Aufmerksamkeit und Ihre Sinne nach außen, in die Lebenswelt hinaus orientieren. Mit den Ausatemzügen lassen Sie dann nach innen hin los und spüren in Ihr Inneres hinein.

2. Was ist mir wichtig?
Bleiben Sie mit einem Teil Ihrer Aufmerksamkeit beim Spüren des Körpers, wenn Sie sich nun fragen, was Ihnen in Bezug auf Ihre Wohnsituation wichtig ist. Bemerken Sie dabei, wenn Ihr Körper sich beim Suchen nach Antworten zu den folgenden Fragen verändert, d. h. wenn er sich bewegt, wenn der Atem tiefer oder schneller wird usw.

- *Bin ich mit meiner jetzigen Wohnsituation zufrieden?*
- *Möchte ich etwas ändern und was genau?*
- *Brauche ich mehr Gemeinschaft oder weniger Gemeinschaft?*
- *Bin ich mit meinem Wohnumfeld einverstanden?*
- *Möchte ich etwas ganz anderes ausprobieren (Hausgemeinschaft, generationsübergreifendes Wohnen etc.)*
- *Mit Blick auf die Zukunft: Kann ich so weiter wohnen, oder brauche ich Unterstützung bzw. Veränderung?*

3. Den Kreis schließen
Nachdem Sie diese Fragen für sich durchdacht und durchfühlt haben, kehren Sie zur Ausgangssituation zurück. Neh-

men Sie dazu wahr, wie Sie in diesem Moment sitzen oder stehen. Den sicheren Boden unter Ihnen, ihr Aufgerichtetsein, das Würde und Kraft ausdrückt, den Raum, den Ihr Körper einnimmt, die feinen Bewegungen Ihres Körpers im Raum und den Atem, der Ihren Körper durchströmt und belebt. Verweilen Sie für ein paar Atemzüge ganz präsent in Ihrem Körper und beenden Sie diese Zeit mit sich selbst so, wie es für Sie passt.

* * *

Weiterführende Links
www.mehrgenerationenhaeuser.de
www.wikipedia.org/wiki/Seniorengenossenschaft
www.bag-wohnungsanpassung.de
www.fgw-ev.de
www.kda.de

Literatur

Bundesministerium für Familie, Senioren, Frauen und Jugend (BMFSFJ): Fünfter Bericht zur Lage der älteren Generation in der Bundesrepublik Deutschland. Potenziale des Alters in Wirtschaft und Gesellschaft. Der Beitrag älterer Menschen zum Zusammenhalt der Generationen. Bericht der Sachverständigenkommission an das Bundesministerium für Familie, Senioren, Frauen und Jugend (BMFSFJ). Berlin; 2006.

Iwarsson S, Wahl HW, Nygren C et al.: Importance of the home environment for healthy aging: Conceptual and methodological background of the ENABLE-AGE Project. The Gerontologist. 2007; 47: 78–84.

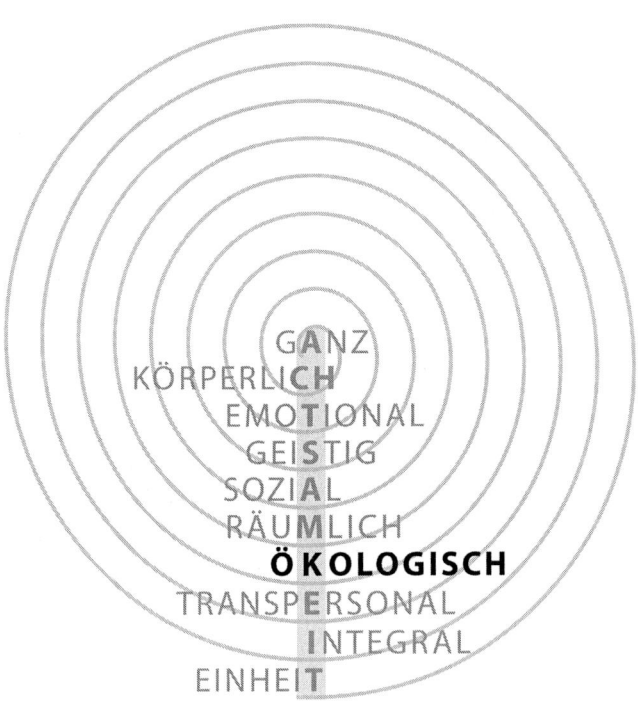

GANZ
KÖRPERLICH
EMOTIONAL
GEISTIG
SOZIAL
RÄUMLICH
ÖKOLOGISCH
TRANSPERSONAL
INTEGRAL
EINHEIT

Ökologie und Natur

Sie konnten aber die Stadt Bremen in einem Tag nicht erreichen und kamen abends in einen Wald, wo sie übernachten wollten. Der Esel und der Hund legten sich unter einen großen Baum, die Katze und der Hahn machten sich in die Äste, der Hahn aber flog bis in die Spitze, wo er sich sicher fühlte. Ehe er einschlief, sah er sich noch einmal nach allen vier Winden um, da dachte er, er sähe in der Ferne ein Fünkchen brennen.

Der nächtliche Wald ist für die domestizierten Tiere ein ungemütlicher Ort zum Übernachten. Das Menschenhaus in der Ferne aber verspricht Futter und Geborgenheit. Also ziehen sie los. Nachdem sie dann am Ende des Märchens das Haus der Räuber erobert haben, entscheiden sie sich dafür, dort, mitten im Wald wohnen zu bleiben und nicht in die große Stadt zu ziehen.

Zu den Dimensionen eines gesunden, erfüllten und glücklichen Lebens gehört die natürliche Umwelt oder „Mitwelt", wie der Naturphilosoph Klaus Meyer-Abich sie nennt, denn wir Menschen sind nicht ohne unsere natürliche Umgebung denkbar. Sie nährt uns, und wir sind ein Teil der Natur, nach deren Rhythmen und Gesetzen unser biologisches Leben verläuft. Mit jedem Atemzug tauschen wir Moleküle aus mit der Welt, in der wir leben. Unsere Haut, die uns von der Umgebung trennt, hat zugleich auch durchlässige Qualitäten. Sie verbindet uns also auch mit der Welt. Und selbst wenn wir mitten in einer Großstadt leben, beginnt das Reich der Natur immer direkt unter unserer Kleidung

Ein wesentlicher Motor für die Kulturentwicklung der Menschheit war und ist das Bedürfnis, sich von den Unwägbarkeiten, Unannehmlichkeiten und Gefahren unabhängig zu machen, die die Natur in sich birgt. Doch haben wir diese Entwicklung nicht vielleicht zu weit vorangetrieben? Inzwischen leben so viele Menschen entfremdet von der äußeren und ihrer inneren Natur, dass wir vom „Natur-Defizit-Syndrom" sprechen und versuchen, vor allem Kinder und Jugendliche gezielt zum Erleben der Natur zurück zu führen. Doch auch für uns ältere Menschen ist der Naturbezug eine wichtige Quelle für Gesundheit und Lebensqualität. Schauen Sie, ob Sie sich mit den nachfolgend immer wieder angebotenen Fragen beschäftigen möchten. Wenn Sie möchten, können Sie das durch Aufschreiben Ihrer Gedanken vertiefen oder/und auch gemeinsam mit anderen darüber sprechen.

– Welche Sinneseindrücke kommen Ihnen in den Sinn, wenn Sie sich vorstellen, in der Natur zu sein?
– Wie erleben Sie sich, wenn Sie sich in der Natur aufhalten? Welche Gedanken und Gefühle entstehen in Ihnen?
– Was bedeutet Natur für Sie?
– Räumen Sie dem Aufenthalt in der Natur in Ihrem Alltag die Zeit ein, die Sie gern dafür zur Verfügung hätten? Wenn nein, wie können Sie das ändern?

Natur erleben als Gesundheitsressource

Warum ist das Erleben von Natur so wichtig für unser Wohlbefinden und unsere Gesundheit? Was sagt die Wissenschaft dazu?

In Experimenten von Nisbet und KollegInnen (2011) kam heraus, dass der Kontakt zur Natur die individuelle Zufriedenheit fördert und zugleich die Bereitschaft steigert, Verantwortung für die Umwelt zu übernehmen. Die Autoren gehen davon aus, dass Menschen, wenn sie wüssten, wie gut ihnen Natur tut, dieses Potenzial, glücklicher zu sein und sich mit der Natur verbunden zu fühlen, mehr ausschöpfen würden. Bewusstheit oder Achtsamkeit für die Potenziale glückhaften Naturbezugs wären demnach förderlich für mehr Naturerleben und Zufriedenheit und vielleicht auch für ein aktiveres Übernehmen von ökologischer Verantwortung.

Zu den Zusammenhängen zwischen Gesundheit und Naturbezug liegt eine Vielzahl von Untersuchungen vor. So fanden japanische Wissenschaftler in Präfekturen mit höherer Walddichte signifikant niedrigere Krebsraten. Auch nach dem Herausrechnen anderer Einflussfaktoren wie Rauchen und dem sozioökonomischen Status zeigen die Daten, dass in bewaldeteren Präfekturen signifikant weniger Menschen an Lungen-, Brust-, Gebärmutter-, Prostata-, Nieren- und Darmkrebs sterben (Li et al. 2008).

In einer US-amerikanischen Untersuchung wurde durch das Sichten von Datenmaterial aus fünf Jahren ein Zusammenhang zwischen dem Schlaganfallrisiko, der Luftverschmutzung, dem Einkommen und dem Zugang zu Grünflächen entdeckt. Ein erhöhtes Schlaganfallrisiko wurde dabei in Gebieten mit einem niedrigen Einkommensniveau, hoher Luftverschmutzung und einem schlechten Zugang zu Grünflächen festgestellt (Hu et al. 2008).

Für Naturnähe als Gesundheitsressource sprechen weitere Untersuchungen. So fanden Forscher in einer großen Studie mit den Einwohnern Shanghais heraus, dass mehr Parkfläche in der Nachbarschaft mit einem geringeren Sterberisiko einhergeht (Takano 2002). Und in einer Untersuchung an 4529 Niederländern fand sich, dass der Zugang zu Grünflächen die Verbindung zwischen stressreichen Lebenssituationen und gesundheitlichen Beschwerden signifikant verringert. Naturnähe scheint demnach Stress regelrecht abzupuffern (van den Berg et al. 2010).

- Wie erleben Sie die Wirkung von Natur, wenn Sie sich gestresst fühlen?
- Spüren Sie einen Erholungseffekt im Grünen?
- Wo und wie nehmen Sie Entspannung und Regeneration wahr?
- Wie lange hält der Effekt an, bis Sie wieder eine Dosis „Vitamin G" (für Grün) brauchen?

Als Naturwesen scheinen wir uns in der Natur besonders gut erholen zu können. Naturnähe stärkt unsere Vitalität und belastet uns weniger als das Stadtleben. In Japan wird Shinrin-yoku, das „Baden in Waldluft", daher als wissenschaftlich evaluierte stressreduzierende Methode praktiziert (Morita et al. 2007).

An der Fähigkeit zur Wundheilung zeigt sich besonders deutlich, wie gut die Vitalität und die Selbstheilungskräfte eines Organismus' ausgeprägt sind. So verheilten die OP-Wunden bei PatientInnen, wenn sie nach der Operation in einem Zimmer mit Ausblick auf Bäume lagen, wesentlich schneller, mit weniger Komplikationen und weniger Medikamenten als bei ihren Mitpatienten in Zimmern ohne grüne Aussicht, die im selben Krankenhaus von den selben Chirurgen die Gallenblase entfernt bekommen hatten (Ulrich 1984).

Schon der Anblick von Natur scheint demnach unsere Vitalität und unsere Selbstheilungskräfte zu stärken. So hat man auch herausgefunden, dass das Anschauen von Bildern mit ländlichen Szenen eine erhöhte Aktivität in den Bereichen des Gehirns erzeugt, die man mit emotionaler Stabilität, Empathie,

Liebe, Reaktionen auf fröhliche Gesichter, positiven Erinnerungen und Freude verbindet. Während Stadt-Szenen gezeigt wurden, erhöhte sich hingegen die Aktivität in der Amygdala, dem neuronalen Angstzentrum, signifikant.

Den Anblick von Naturszenen verbinden wir also eher mit Entspannung und Freude, während Stadtbilder unser Angst- und Stressniveau erhöhen (Kim et al. 2010).

Verantwortung für die Natur

Die große Herausforderung des 21. Jahrhunderts besteht im Klimaschutz. Wir müssen unsere Wirtschaftssysteme von der Ausbeutung schwindender, nicht erneuerbarer Rohstoffreserven aus der Natur auf die Etablierung von Wiederverwendungskreisläufen und auf die Nutzung nachwachsender Rohstoffe umstellen. Dabei werden die Initiativen der Politiker und der Wirtschaftsverantwortlichen von Profitinteressen extrem gebremst. So haben die bisherigen internationalen Klimagipfel kaum wesentliche und verbindliche Veränderungen bewirken können.

Aber eine Umstellung der individuellen Verbrauchergewohnheiten kann, wenn entsprechend viele Menschen sich beteiligen, den Markt von unten umgestalten. Ein treibendes Motiv dafür kann sein, sich für den Erhalt der Natur einsetzen zu wollen. Wir wissen, dass dieser Wunsch vor allem aus einem tief empfundenen Gefühl von Verbundenheit mit der Natur entspringt (z. B. Hinds, Sparks 2008). Das Gefühl unserer Verbundenheit mit oder besser: Untrennbarkeit von der Natur ist der Zugang zu verantwortlichem und nachhaltigem Handeln. Und dieses Handeln betrifft sowohl unseren Umgang mit der Natur um uns, als auch mit der Natur in uns.

- Welche Formen des Naturerlebens praktizieren Sie?
- Spüren Sie eine Verbundenheit mit der Natur? Wenn ja, wo und wie?
- Nehmen Sie sich selbst als Teil der Natur wahr?
- Welche Empfindungen ihres Organismus zeigen Ihnen das im Besonderen an?
- Welche Gefühle haben Sie dabei?
- Spüren Sie das Bedürfnis, verantwortlich mit der Natur in sich umzugehen? Wie setzen Sie das um?
- Spüren Sie ein Bedürfnis, mit der Natur um Sie verantwortlich umzugehen? Wie setzen Sie das um?
- Treffen Sie Ihre Konsumentscheidungen unter ökologischen Gesichtspunkten? Welche Produkte betrifft das? Welche könnte es noch betreffen?
- Was ist Ihr nächster konkreter Schritt zur weiteren Mitgestaltung einer nachhaltigen Wirtschafts- und Lebensordnung?
- Wen in Ihrem Umfeld könnten Sie noch dafür begeistern? Wie machen Sie das und wann?

Seit langem wissen wir, dass wir die Ressourcen der Erde verschleißen, wenn wir so weiter konsumieren, wie wir es gegenwärtig tun. Doch dieses Wissen hat global gesehen bisher keine wirksame Wende gebracht. Informieren, Denken, Verstehen scheinen nicht auszureichen für ein Ändern unseres Tuns, damit die Erde sich erholen kann. Dabei könnten wir alle mit einfachen Maßnahmen erheblich zu einer ökologischen Wende beitragen. Wir könnten zum Beispiel für unsere Haushalte zu Strom- und Gasanbietern wechseln, die Energie aus erneuerbarer Erzeugung anbieten. Wir könnten auch ab heute unseren

Fleischkonsum drastisch reduzieren und hauptsächlich Produkte aus biologischem Anbau kaufen. Doch oft stecken wir fest in der Motivationslücke zwischen Wissen und Tun.

Vielleicht kann uns das Fühlen den kleinen Impuls geben, der uns noch zum fürsorglichen Handeln fehlt?

* * *

1. Zu sich Kommen
Spüren Sie den Kontakt zum (Erd-)Boden und die Sicherheit, die Ihnen daraus erwächst. Nehmen Sie wahr, wie Sie vom Sitz oder vom Boden aufwärts in den Raum hinein ragen und wie dabei Ihr Gleichgewicht sich durch kleine Bewegungen selbst erhält.

Bemerken Sie, wie Ihr Körper Kontakt zur Kleidung hat, die ihn einhüllt. Und spüren Sie, wie Ihr Körper sich mit jedem Einatemzug mit belebendem Sauerstoff füllt, den die grünen Pflanzen draußen ausgeatmet haben. Dabei weitet sich Ihr Körperraum. Mit jedem Ausatemzug atmen Sie CO_2 aus, das die Pflanzen einatmen werden. Mit dem Ausatmen lässt Ihr Körperraum ein wenig nach innen hin los.

2. Was ist mir wichtig?
Bleiben Sie mit einem Teil Ihrer Aufmerksamkeit beim Spüren des Körpers, wenn Sie sich nun fragen, was Ihnen bezogen auf Ihr Sein mit und in der Natur wichtig ist.

Spüren Sie ein Verbundensein mit der Erde und mit der Natur? Wenn Sie sich die Luft, die Erde, das Wasser vergegenwärtigen, die Sie umgeben, durchfließen und nähren, welche Haltung spüren Sie diesen Elementen gegenüber? Nehmen Sie eine Fürsorglichkeit wahr?

Wie macht die sich im Körper bemerkbar? Bemerken Sie dabei, wenn Ihr Körper sich verändert, z. B. sich bewegt, der Atem tiefer oder schneller wird usw.

3. Den Kreis schließen

Nachdem Sie diese Fragen und die möglichen Antworten verkörpert, durchfühlt und durchdacht haben, kehren Sie zur Ausgangssituation zurück. Nehmen Sie wieder wahr, wie Sie in diesem Moment sitzen oder stehen; den sicheren Erdboden unter Ihnen, den Raum, der sich in alle Richtungen um Sie herum erstreckt, und den Sie mit allen anderen Lebewesen teilen.

Sie spüren Ihr Aufgerichtetsein zum Himmel hin, das Würde und Kraft ausdrückt, den Raum, den Ihr Körper einnimmt, die feinen Bewegungen Ihres Körpers und den Atem, der Ihren Körper durchströmt und belebt.

Verweilen Sie für ein paar Atemzüge ganz präsent in Ihrem Körper und beenden Sie diese bewusste Zeit mit sich selbst inmitten Ihrer Lebenswelt so, wie es für Sie passt.

* * *

Literatur

Hinds J, Sparks P: Engaging with the natural environment: the role of affective connection and identity. J Environ Psychol. 2008; 28: 109–120.

Hu Z et al.: Linking stroke mortality with air pollution, income, and greenness in northwest Florida: an ecological geographical study. Int J Health Geogr. 2008; 7: 20.

Kim GW et al.: Functional neuroanatomy associated with natural and urban scenic views in human brain: 3.0T functional MR imaging. Korean J Radiol. 2010; 11: 507–513.

Li Q et al.: Relationships between percentage of forest coverage and standardized mortality ratios (SMR) of cancers in all Prefectures in Japan. Open Pub Health J. 2008; 1: 1–7.

Meyer-Abich KM: Aufstand für die Natur. Von der Umwelt zur Mitwelt. München: Hanser; 1990.

Morita E et al.: Psychological effects of forest environments on healthy adults: shinrin-yoku (forest-air bathing, walking) as a possible method of stress reduction. Public Health. 2007; 121: 54–63.

Nisbet E et al. Underestimating nearby nature: affective forecasting errors obscure the happy path to sustainability. Psychol Sci. 2011; 22: 1101.

Takano T: Age-adjusted mortality and its association to variations in urban conditions in Shanghai. Health Policy. 2002; 61: 239–253.

Ulrich R: View through a window may influence recovery from surgery. Science. 1984; 224: 420–421.

Van den Berg A et al.: Green space as a buffer between stressful life events and health. Soc Sci Med. 2010; 70: 1203–1210.

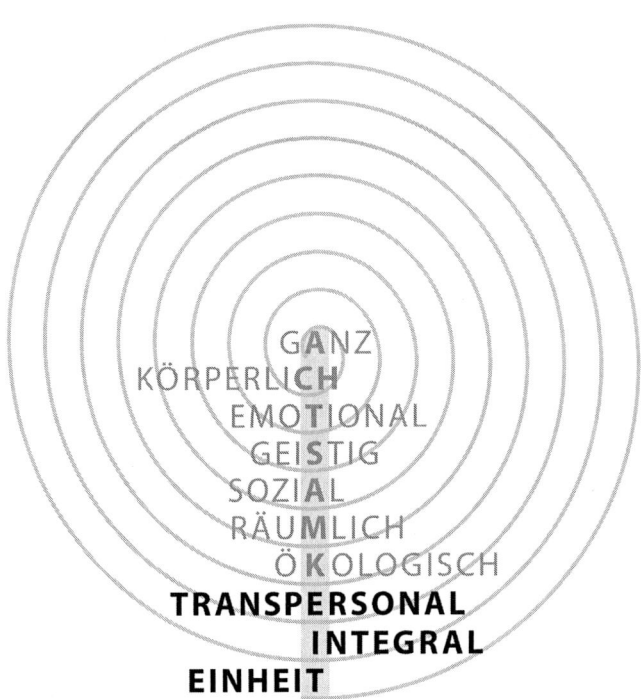

GANZ
KÖRPERLICH
EMOTIONAL
GEISTIG
SOZIAL
RÄUMLICH
ÖKOLOGISCH
TRANSPERSONAL
INTEGRAL
EINHEIT

Transpersonale-integrale Einheit

> *Was siehst du, Grauschimmel?, fragte der Hahn. Was ich sehe?, antwortete der Esel.*

Ist das Leben nicht voller Rätsel und Wunder? Sehen, Hören, Riechen, Schmecken, Fühlen, Denken, Sprechen, wie funktioniert all das und warum? Was ist das Leben? Hat es einen Sinn? Wozu sind wir hier? Wer bin ich, was macht mich aus? Was kann und will ich beitragen zum Ganzen?

In der Jugend stellen wir uns diese Fragen, wenn wir noch nicht so recht wissen, wer wir eigentlich sind, und was wir einmal „werden" wollen. Wenn wir dann einen Lebensweg gewählt und begonnen haben, treten diese großen Fragen oft in den Hintergrund. Jahr für Jahr sind wir mit dem Alltag beschäftigt, und unser Lebensweg entsteht Tag für Tag, ohne dass uns das wirklich bewusst wird. Erst wenn die äußeren Anforderungen nachlassen, haben die meisten von uns Muße, um inne zu halten, zurück zu schauen und den bisher gegangenen Lebensweg als ein Ganzes zu überblicken. Haben Sie sich schon einmal gefragt, welche Themen und Impulse Ihren Weg bestimmt haben?

Der weite Blick

Vielleicht können Sie unsere schon bekannten drei Schritte dabei unterstützen:

* * *

1. Zu sich Kommen

Spüren Sie den Kontakt zum Boden und die Sicherheit, die Ihnen daraus erwächst. Nehmen Sie wahr, wie Sie vom Sitz oder vom Boden aufwärts in den Raum hinein ragen und wie dabei Ihr Gleichgewicht sich durch kleine Bewegungen selbst erhält.

Bemerken Sie, wie Ihr Körper Kontakt zur Kleidung hat, die ihn einhüllt. Und spüren Sie, wie Ihr Körper sich mit jedem Einatemzug zur Kleidung hin prall werdend weitet und dann mit jedem Ausatemzug ein wenig nach innen hin loslässt.

2. Was ist mir wichtig?

Bleiben Sie mit einem Teil Ihrer Aufmerksamkeit beim Spüren des Körpers, wenn Sie nun im Geiste Ihren Lebensweg vor sich sehen.

*Schauen Sie, wann Sie Entscheidungen getroffen haben, die dem Weg seine Richtung gaben. Erinnern Sie sich, worauf die Entscheidungen basierten? Vielleicht wählen Sie zunächst **eine** wichtige Lebensentscheidung aus. Begeben Sie sich ganz in die Erinnerung hinein.*

Was hat Sie damals so entscheiden lassen? Können Sie das Gefühl, kurz vor und im Moment der Entscheidung wiederbeleben? Welche Körperempfindungen sind mit diesem Gefühl verbunden? Wie fließt Ihr Atem dabei? Haben Sie das Bedürfnis nach Bewegung? Wenn ja, dann wenden Sie sich dem Bedürfnis zu, ohne ihm gleich nachzugeben.

Bleiben Sie für ein paar Atemzüge in der Körperwahrnehmung und lassen Sie dann die Bewegung sich äußern, wenn das Bedürfnis noch da ist. Können Sie in Worte fassen, worauf Sie Ihre Entscheidung damals gegründet haben?

3. Den Kreis schließen
Nachdem Sie diese Frage und die Antwort durchfühlt und durchdacht haben, kehren Sie zur Ausgangssituation zurück. Nehmen Sie wieder wahr, wie Sie in diesem Moment sitzen oder stehen. Spüren Sie den sicheren Boden unter Ihnen, Ihr Aufgerichtetsein, das Würde und Kraft ausdrückt, den Raum, den Ihr Körper einnimmt, die feinen Bewegungen Ihres Körpers im Raum und den Atem, der Ihren Körper durchströmt und belebt.

Verweilen Sie für ein paar Atemzüge ganz präsent in Ihrem Körper und beenden Sie diese Zeit mit sich selbst so, wie es für Sie passt.

* * *

Was haben Sie herausgefunden? Woran hat sich damals Ihre Entscheidung orientiert? Waren innere Richtungsgeber wie Interessen, Wünsche, Träume, Visionen entscheidend? Wenn ja, welche sind das? Oder waren eher äußere Richtungsgeber wie Autoritäten, Normen, Zwänge, Erwartungen anderer oder Verbote wirksam? Wenn das der Fall war, gab es innere Themen, die Sie zurück gesteckt haben? Wenn ja, haben Sie sich dennoch Freiräume dafür schaffen können? Haben Sie das Gefühl, Ihre Talente entwickelt zu haben? Bringen Sie Ihre ganz persönliche Stimme zum Klingen im Chor des großen Ganzen? Welche Formen nutzen Sie dafür heute? Welche können und wollen Sie sich noch erschließen? Was wäre der nächste Schritt dorthin?

Durch die Gabe unserer Talente und Interessen sind wir auf geheimnisvolle Weise für das Leben im Kreis der Menschen und der anderen Lebewesen vorbereitet. Ich stelle es mir als eine Art Lebensaufgabe vor, diese schlummernden Potenziale zu entfalten und sie ins Leben auf der Erde einzubringen. Wenn das gelingt, ernten wir das Gefühl, ein erfülltes Leben zu leben. Wie empfinden Sie das? Haben Sie das Gefühl, Ihr Leben hatte und hat eine Anbindung an eine solche Lebensaufgabe oder ein Lebensthema? Wenn ja, lässt sich das in Worte fassen?

Im Augenblick sein

Doch nicht nur das Machen und Tun, das unseren Gaben entspricht, ist entscheidend für unser Glück und für ein gelingendes Leben, sondern vor allem das Sein. Tun und Sein, beide gehören zusammen wie das aktive Einatmen und das entspannende Ausatmen in jedem unserer Atemzüge. Unsere Kultur betont das Tun mehr als das Sein, und viele Menschen sind so sehr von verinnerlichten Antreibern bestimmt, dass es ihnen schwerfällt, für eine Weile einfach nur zu sein.

Frieden und Glück finden wir jedoch nicht im Tun, sondern im Sein. Wir sprechen ja vom „glücklich Sein" und nicht vom „glücklich Tun". In den Phasen zwischen unserem Tun ernten wir die Früchte, begreifen, riechen, schmecken sie und lassen uns von ihnen beglücken. Dafür reicht es oft, unsere Aufmerksamkeit für eine Weile hierher, in die Gegenwart zu lenken, zu dem, was sich unseren Sinnen jetzt und hier darbietet. Was sehen, hören, riechen, spüren Sie in diesem Moment?

Wie fühlt es sich an, mit dem Reichtum dieser Wahrnehmungen jetzt hier zu sitzen? Was spüren Sie im Körper?

In solchen Momenten der Gegenwärtigkeit können wir unsere Aktivitäten, Wünsche, Pläne für eine Weile sein lassen und aus dem Modus der Identifikation mit dem, was noch nicht ist in den Zustand des Anerkennens und Empfangens all dessen, was in Fülle vorhanden ist, wechseln. Hier können wir uns beschenkt, geliebt und dankbar für das unfassbare Wunder des Lebens fühlen. Hier können wir glücklich sein und uns regenerieren für weiteres sinnvolles Tun.

Ein erfülltes, glückliches Leben braucht einen Rhythmus zwischen Aktivität und Ruhe, zwischen nach außen gerichtetem Tun und nach innen orientiertem Sein. Dabei bringen wir uns nach außen hin persönlich mit unserem Tun ins Leben ein. Und nach innen hin spüren und empfangen wir Aspekte des Seins, die weit über unsere Person hinaus weisen. Transpersonales, d. h. über unsere Person hinaus reichendes Erleben kann deshalb am ehesten stattfinden, wenn wir in unserem Tun innehalten und auf Empfang eingestellt sind.

In Bezug auf unsere Gesundheit ist zum Beispiel gut erforscht, wie wichtig der Tiefschlaf als ein Zustand des Nicht-Bewusstseins, Nicht-Tuns und Nicht-Denkens ist. Er ist die wichtigste Regenerationszeit für Körper, Geist und Seele. Ohne das Thema an dieser Stelle vertiefen zu wollen, sei darauf hingewiesen, dass Gründe von Schlafstörungen mangelnde körperliche und geistige Betätigung sein können oder die Unfähigkeit, in die Ruhe zu finden. Als Folge schränken Schlafstörungen nicht nur die Lebensfreude und Leistungsfähigkeit ein, sondern können auch zu ernsten chronischen Erkrankungen führen.

Drei Bewusstseinszustände

Unser Bewusstsein kennt drei wichtige Zustandsqualitäten:
1. Wach-, Aktivsein und uns im Tun verausgaben.
2. Schlafen und uns erholen.
3. Den wachen gegenwärtig achtsamen Bewusstseinszustand, in dem wir einerseits intensiv, aber zugleich gelassen wahrnehmen, uns aber dabei regenerieren.

Im ersten Zustand herrschen die aktiven Qualitäten, im zweiten die passiven und im dritten vollzieht sich beinahe so etwas wie die Vermählung der maskulinen und femininen Bewusstseinsqualitäten. Und in diesem dritten Zustand der achtsamen Gegenwärtigkeit, der aktives Wachsein mit Empfangen und Erholen verbindet, fühlen wir uns zuweilen mit dem größeren Ganzen verbunden. Solche spirituellen Einheits- oder Ganzheitserlebnisse sind für uns dann sehr beglückend und inspirierend.

Auch körperlich unterscheiden sich die drei genannten Bewusstseinszustände, denn sie sind durch die Dominanz unterschiedlicher Hirnaktivitäten gekennzeichnet. So herrschen während des aktiven Denkens und Tuns Beta-Wellen (38–15 Hz) im Gehirn vor. Im Schlaf dominieren Theta- (7–4 Hz) und Delta-Aktivitäten (3–0,5 Hz). Der Schwingungsbereich zwischen Theta und Beta ist das sogenannte Alpha-Spektrum (14–8 Hz), in dem das Gehirn vorrangig schwingt, wenn wir wohlgespannt, wach und gelassen fokussiert sind. Von diesem Alpha-Bereich aus kann sich unser Wachbewusstsein auch in die tieferen Theta-Schwingungen sowie in den hochfrequenteren Gamma-Bereich (100–38 Hz) ausweiten.

Dabei stellen sich, wenn die Ströme in weiten Bereichen des Gehirns synchronisiert um die 40 Hz schwingen, zuweilen die Erfahrungen von Allverbundenheit, überpersönlicher Liebe und All-Eins-Sein ein, von denen die Mystiker aller Religionen berichten. Poetisch ausgedrückt, „verstehen" wir in diesem eingestimmten Zustand die Sprache aller Menschen, Tiere und Dinge.

Wie wichtig solche Zeiten der Muße und Kontemplation sowie das Erleben von Natur und Schönheit für ein erfülltes und engagiertes Leben sind, betont auch Papst Franziskus in seiner Enzyklika Laudato Si´. Darin nimmt er bewusst auf den heiligen Franziskus von Assisi Bezug, der ja der Legende nach mit den Tieren sprechen konnte. In besonderen Zeiten der mußevollen Einkehr erweitert sich unsere Wahrnehmung und unser Fühlen über den begrenzten Bereich unserer Person und unserer Familie hinaus ins Ganze.

> *Die Weisen begreifen, was der wehende Wind,*
> *die sich biegenden Bäume,*
> *das rauschende Wasser,*
> *die summenden Fliegen, die knarrenden Türen,*
> *der Gesang der Vögel, der Klang der Saiten*
> *oder der Flöten,*
> *die Seufzer der Kranken und das Stöhnen*
> *der Betrübten [...] sagen.*
> (Ali Al-Khawwas, zitiert nach Laudato Si 2015: 159)

Durch das Üben von Gebet, Yoga, Kontemplation oder Meditation kann dieses Empfinden des Verbundenseins mit allem entwickelt werden. Das tiefe Empfinden „ich bin eingebunden in ein großes Ganzes, in dem sich alles gegenseitig berührt und

bedingt" beschert dann ein Gefühl von beinahe unerschütter-
lichem Frieden und Aufgehobensein.

Und aus dieser Erfahrung des transpersonalen Aufgehoben-
seins kann uns in unseren persönlichen Beziehungen die
Weisheit erwachsen, die uns die Ansichten und Handlungs-
weisen der anderen Menschen akzeptieren und oft auch wert-
schätzen lässt, selbst wenn sie uns manchmal fremd erscheinen. Anstatt auf unserem persönlichen Standpunkt als dem
einzig richtigen zu beharren, kann es uns dann gelingen, die
Wirklichkeiten unserer Mitmenschen und Mitlebewesen als
integrale Bestandteile der einen großen Realität zu begreifen.

Im Moment verweilen

Wann haben Sie zum letzten Mal das Gefühl gehabt, in einem
Moment zu verweilen und von Herzen seine Schönheit und
das Wunder des Lebens zu empfinden? In diesen Momenten
breitet unsere Seele ihre Flügel aus und verbindet sich ruhig
und kraftvoll mit dem lebendigen Universum. Doch viel öfter
empfinden wir uns wie in einem Hamsterrad, dessen Bewegungen viel zu schnell für uns sind und das sich dennoch
nicht von der Stelle zu bewegen scheint. Dieses kollektive Gefühl, gefangen zu sein in einer sinnlosen Beschleunigung,
können wir zum Anlass nehmen, ganz bewusst und spielerisch
immer wieder innezuhalten. Dann können wir den Blick heben, unser Herz weit werden lassen. Und uns manchmal auch
als Teil einer großen, wunderbaren Einheit empfinden.

Engagierte Spiritualität

Glauben Sie an eine schöpferische Kraft, die die Welt gestaltet und dabei eine Intention verfolgt? (Wie) Erleben Sie das Wirken dieser Kraft in Ihrem Leben? Fühlen Sie sich dabei anderen Menschen, die ähnlich empfinden, verbunden?

Für viele Jahrhunderte war die Religion mit ihren zentralen Bildern, Geschichten, Normen, Regeln und Ritualen der „Kitt", der die Menschen in der Gesellschaft zusammenhielt. Heute haben viele von uns sich von den Kirchen entfernt, vermissen dabei aber oft die Ordnung, die Gemeinschaft und den Trost, die mit der Ausübung einer Religion einhergehen. Deshalb orientieren und engagieren sich viele Menschen wieder in religiösen, spirituellen oder philosophischen Gemeinschaften. Wie ist das für Sie? Woran glauben Sie? Welche Werte sind Ihnen wichtig? Wofür engagieren Sie sich? Gemeinsam mit wem?

Unsere Möglichkeiten, um uns in dem großen Ganzen, das weit über unser Tun hinausreicht, aufgehoben zu fühlen, sind vielfältig. Wir können dieses Gefühl nicht erzeugen, aber wir können Bedingungen schaffen, damit es sich einstellen kann. Oft verhält sich dieses kostbare Gefühl wie ein scheues wildes Tier. Nur wenn wir ganz still sind, zeigt es sich uns vielleicht. Das erleben wir dann meist als zutiefst beglückend.

- In welchen Arten des Seins und des Tuns erleben Sie sich als besonders verbunden mit allem?
- Wie nähren und stärken Sie dieses Grundgefühl und wie tragen Sie daraus zum Ganzen bei?

Eine Möglichkeit, sich mit den wichtigsten Themen des Lebens zu beschäftigen, über Werte und Ziele nachzudenken, an denen wir uns im Alltag orientieren können und für die wir uns vielleicht auch gemeinsam mit anderen engagieren möchten, bietet die Beschäftigung mit der Erdcharta. Dieser Text entstand aus der Unzufriedenheit mit den Ergebnissen des Klimagipfels in Rio um das Jahr 2000 unter Mitarbeit von VertreterInnen aller Völker der Erde. Die Charta vermittelt ganz konkrete Ideen und Ziele für ein nachhaltiges, gerechtes und friedliches gemeinsames Leben auf unserem schönen, lebensfreundlichen und verletzlichen Planeten. Sie schließt mit dieser Vision:

> *Lasst uns unsere Zeit so gestalten,*
> *dass man sich an sie erinnern wird als eine Zeit,*
> *in der eine neue Ehrfurcht vor dem Leben erwachte,*
> *als eine Zeit, in der nachhaltige Entwicklung*
> *entschlossen auf den Weg gebracht wurde,*
> *als eine Zeit, in der das Streben nach Gerechtigkeit*
> *und Frieden neuen Auftrieb bekam,*
> *und als eine Zeit der freudigen Feier des Lebens.*
> (www.erdcharta.de)

Literatur

Papst Franziskus: Enzyklika LAUDATO SI' über die Sorge für das gemeinsame Haus. Verlautbarungen des Apostolischen Stuhls Nr. 202. Libreria Editrice Vaticana. Hrsg. vom Sekretariat der Deutschen Bischofskonferenz. Bonn; 2015. www.dbk.de/fileadmin/redaktion/diverse_downloads/ dossiers_2015/VAS_202.pdf [Stand: 3.9.2015].

Lebenspflege aus Sicht der Traditionellen Chinesischen Medizin

Dr. Thomas Rampp im Gespräch mit Dr. Nils Altner

N.A.: Was dient aus Sicht der Traditionellen Chinesischen Medizin (TCM), so wie sie hier in Deutschland den Patienten angeboten wird, dem guten, langen Leben?

T.R.: Unter dem Überbegriff *Yangsheng*, also „Pflege das Leben!" wird in der TCM einiges empfohlen. Wie auch in anderen Medizin-Kulturen, ist besonders bei den Chinesen die Ernährung sehr wichtig, denn ohne *Qi*, die „Lebensenergie", kann man nicht gesund älter werden.

Das heißt, wenn in China oder bei uns TCM betrieben wird, versucht man, den Patienten Nahrungsmittel zu empfehlen, die das *Qi* aufbauen und nach Möglichkeit die Nierenenergie stärken.

Die Niere speichert in der chinesischen Sichtweise die vorgeburtliche Energie, die wir von den Eltern mitbekommen, aber auch die im Laufe des Lebens erworbene Energie und gibt diese bei Bedarf ab. Je voller diese „Batterie" Niere ist, desto mehr Lebensenergie steht zur Verfügung und desto gesünder kann man älter werden.

Nahrungsmittel, die die Nierenenergie pflegen und stärken, sind also ein Instrument, um ein gesundes Älterwerden zu fördern. Das kann in Form von Suppen sein, aber auch in Form von anderen Nahrungsmitteln. Wichtig hierbei ist, dass die Nahrungsmittel immer an die Jahreszeiten angepasst sind. Es werden also nicht stur bestimmte Nahrungsmittel empfohlen, sondern über das Jahr verteilt unterschiedliche.

Die Chinesen hatten schon immer die Vorstellung, in den jahreszeitlichen Rhythmen zu leben und sich zu ernähren, und das versuchen wir auch unseren Patienten zu vermitteln. Spargel ist zum Beispiel ein gutes Nierentonikum. Doch es gibt ihn nur zu bestimmten Jahreszeiten – und an die sollte man sich halten. Die Pflege des Lebens im Einklang mit der Natur spielt hier eine große Rolle.

N.A.: Was empfehlen Sie den Patienten noch, oder was nutzen Sie auch für sich selber, um die Lebensenergie immer wieder zu nähren?

T.R.: Hier leben wir oft nicht jahreszeitengerecht. Das ist der allerwichtigste Punkt: Im Winter, wenn es kalt und feucht ist, auch noch kalte und feuchte Nahrungsmittel zu sich zu nehmen, ist aus chinesischer und energetischer Sicht nicht gut.

Eine gute alte Tradition, die man leicht aus China übernehmen kann, sind Suppen. Da gibt es verschiedenste Suppen – bekannt auch bei uns ist die Hühnersuppe, die man nach Krankheit zum Aufbau von *Qi*, zum Aufbau von Kräften gibt. Diese Hühnersuppe in verschiedenen Variationen, mit verschiedenen Gemüsen, wäre ein täglich gut einzubauendes Ritual, um Lebensenergie aufzubauen, den Körper für den Alltag und für den Umgang mit Krankheitserregern fit zu machen und ihm auch Kräfte zu verleihen bzw. aufzubauen. Und das nicht nur im Winter, sondern auch in den Übergangsjahreszeiten Herbst und Frühling. Im Sommer, wenn die Temperaturen auch bei uns einmal über 25 Grad ansteigen, sind natürlich andere Lebensmittel gefragt. Aber die tägliche Suppe in vielen Monaten ist eigentlich das, was man gut und gerne empfehlen kann.

N.A.: Gibt es Nahrungsmittel, die man meiden sollte?

T.R.: Die chinesische Ernährungslehre lebt nicht so sehr von Verboten, sondern eher davon, zu gewichten. Es sollen in der Ernährung immer alle fünf Elemente vorkommen, aber in unterschiedlicher Gewichtung: Das heißt, von dem einen etwas mehr, jahreszeitenbedingt oder altersbedingt oder konstitutionsbedingt, und von dem anderen dafür etwas weniger.

Wenn jemand z. B. ein Milz-Typ ist (Milz steht im Chinesischen für das Verdauungssystem, für die Emotion Grübeln), dann hat er oder sie sehr oft ein Verlangen nach Süßem, weil Süß der Geschmack ist, der mit diesem Organsystem verknüpft ist. Er hat auch oft krankhaften Heißhunger auf Süßes. Diesem Menschen sollte man empfehlen, nicht zu viel Süßes zu essen, sondern andere Elemente, andere Nahrungsmittel stärker zu gewichten.

Die TCM vertritt dabei eine sehr individuelle Sichtweise. Man muss sich sehr genau anschauen, welche Konstitution der Mensch mitbringt. Wie ist sein Leben bisher verlaufen und in welcher Situation befindet er sich gerade aktuell?

N.A.: Bleiben wir noch einen Moment beim Süßen. Das ist ja ein weit verbreitetes Thema. Was mache ich denn, wenn ich oft Verlangen nach Süßem habe. Was empfehlen Sie da jemandem? Das sagt sich ja leicht, einfach nicht so viel Süßes essen …

T.R.: Z. B. ist Süßes, das aus der Natur kommt, allemal besser als industrieller Zucker. Vor allem die industriell angefertigten Süßwaren sollten wir meiden. Besser sind süßes Obst oder auch Trockenobst.

N.A.: Also am besten mit naturnahen Süßigkeiten kompensieren?

T.R.: Genau, das wäre die Empfehlung. Und wenn einen der Heißhunger überkommt und man eine Tüte Trockenobst bei sich hat, kann man zumindest dem körperlichen Bedürfnis nachkommen, auch wenn man eine andere Erwartung hat.

N.A.: Mental ist das Stichwort. Wie gehe ich aus chinesischer Sicht am besten mit mir um, auch mit Anteilen in mir, in meinem Geist, in meinem Herzen, von denen ich weiß oder spüre, dass sie mir und meinem Umfeld vielleicht nicht so gut tun. Gibt es da Empfehlungen?

T.R.: Sehr häufig kommt in der TCM eine „Leberproblematik" vor. Mit dem Funktionskreis Leber sind im Chinesischen die Emotionen Wut und Ärger verknüpft. Wir kennen das: „sauer werden" (sauer ist auch der Geschmack, der mit der Leber assoziiert wird), oder „es ist jemandem eine Laus über die Leber gelaufen", wenn jemand verärgert ist.

Diese Emotionen Wut und Ärger im Zusammenhang mit der Leber kann man von Seiten der Ernährung mit Nahrungsmitteln beeinflussen oder auch durch bestimmte Bewegungsübungen aus Qi Gong oder Tai Chi, die eine Stagnation der Leberenergie verhindern bzw. die Leberenergie in Fluss halten. Rettich ist z. B. ein Nahrungsmittel, das die Leberenergie bewegt. Jemand, der merkt, dass er schnell wütend und laut wird, könnte also angepasste Nahrungsmittel zu sich nehmen (z. B. Rettich), um damit den Leberenergiefluss positiv beeinflussen und sich und seiner Umwelt einen Gefallen tun – und zudem seine Energien und die Gesundheit erhalten.

N.A.: Was ist Ihre Erfahrung: Würde ein stagnierender Leber-Typ Appetit auf Rettich haben? Regelt das die Natur selber, ohne dass wir die Kenntnisse haben müssen?

T.R.: Ja, tatsächlich, es sind schon oft die „leberstagnierten Menschen", die gerne etwas Scharfes essen. Das erfahre ich im täglichen Umgang mit den Patienten: Wenn man sie frägt, welche Vorlieben sie bei Nahrungsmitteln haben, antworten gerade diese „leberstagnierten Menschen", dass sie sehr gerne mal etwas Scharfes wie Rettich essen. Sie merken, dass es ihnen gut tut, ohne bewusst den Zusammenhang für sich selbst herzustellen. Aber wenn man diesen Zusammenhang mit den Patienten erarbeitet, dann wird es ihnen sehr schnell klar, und dann arbeiten sie auch gut und gern mit.

N.A.: Was sagt die chinesische Medizin zur Kultivierung positiver Eigenschaften?

T.R.: Die Chinesen haben Philosophie und Medizin zum Glück nie so getrennt wie wir, sondern das war eigentlich immer eins. Und so war es immer wichtig, sich geistig zu nähren.

Es war den Chinesen philosophisch und medizinisch immer ein Anliegen, das Herz zu pflegen. Denn dort wohnt *Shen*, der Geist. Wenn *Shen* unruhig ist, ist der Patient oder der Mensch unruhig, er verbraucht viel Energie, und kann sich nicht auf wesentliche Dinge konzentrieren. Er findet vielleicht nicht seinen Lebensweg, seinen *Dao*, verbraucht und verpufft viel Energie und wird wahrscheinlich nicht gesund altern. Also muss man auch das Herz und die Herzlichkeit, die Mitmenschlichkeit pflegen. Dies entspricht der Vorstellung, dass dadurch auch ein gesunder Alterungsprozess im Einklang mit der Natur und den Menschen stattfinden kann.

N.A.: Wie kann man Herzlichkeit kultivieren?

T.R.: Indem man sich spirituell weiterentwickelt, aber auch durch bestimmte Übungen, wie z. B. Qi Gong, Tai Chi, oder verschiedene Formen der Meditation. Aber natürlich auch im täglichen Umgang mit unseren Mitmenschen. Je herzlicher wir mit unserer Umwelt umgehen, desto mehr Herzensenergie kommt auch von unserer Umwelt zurück. Das wiederum stärkt den Organismus und kann natürlich auch dazu beitragen, dass man kräftig und gesund altern kann.

N.A.: Das ist vergleichbar mit christlichen Tugenden.

T.R.: Ja, christliche Tugenden kombiniert mit chinesisch-philosophischen Denkweisen.

N.A.: Dann kommen wir noch einmal zu dem Thema Herzlichkeit: Wenn ich z. B. durch bestimmte Nahrungsmittel meine aufgestaute Wut-Ärger-Energie bewege, bin ich verträglicher für mein Umfeld, herzlicher möglicherweise. Wenn man Charaktereigenschaften hat, die einem selber und dem Umfeld nicht gut tun, wie genau kriegt man denn den Schwenk hin, aus dieser eingefahrenen Furche in eine Richtung, die allen mehr entspricht?

T.R.: Die TCM empfiehlt als Vorbeugung und Therapie auch energetische Übungen (wie schon gesagt z. B. Tai Chi oder Qi Gong). Dabei spürt der Patient, ob er gut geerdet ist, oder ob es aufsteigende Energien in ihm gibt, die ihm nicht gut tun. Die Erfahrung mit solchen Energien, die ihm nicht gut tun, kann er dann natürlich auch im Alltag gut einbringen: Wenn er in eine Situation gerät, die ihn verärgert, und es kommt dieses aufsteigende *Yang*, diese aufsteigende Energie, die auch zur Leberproblematik führt, kann er das erkennen und darauf reagieren.

Im Westen verwenden wir den Begriff „Achtsamkeit". In diesem Sinne ist es auch bei den Chinesen Bestandteil der Lebenspflege, dass der Mensch beachtet, was gerade in ihm passiert, in welche Richtung die Energien fließen. Und wenn sie in eine Richtung fließen, die Herz oder Leber im negativen Sinne beeinflussen, dann nimmt er das wahr und kann dem gezielt durch spirituelle oder körperliche Übungen entgegentreten, diese negativen Energien besänftigen und damit sich und seiner Umwelt etwas Gutes tun.

N.A.: Also mich selber besser spüren, feiner wahrnehmen, wann Regungen entstehen, die – wenn ich ihnen stattgebe – potenziell schädlich sein können und dann Formen lernen, wie ich mit diesen Energien lenkend und regulierend umgehen kann.

T.R.: Ja genau. Das haben die Chinesen immer gemacht. Sie haben es vielleicht nicht immer so benannt, aber es war Bestandteil des täglichen Lebens. Gerade ältere Chinesen haben ein sehr gutes Gespür für diese Energien. Mussten sie wahrscheinlich auch haben, weil es schließlich ein sehr dicht besiedeltes Land ist mit sehr straffen Regeln, und da muss man schon für sich ein gutes Gespür haben, um mit seiner Umwelt adäquat in Kontakt treten zu können.

N.A.: Läuft man nicht Gefahr, in eine Richtung zu kommen, die wir als preußische Selbstunterdrückung, Selbstkasteiung, Verleugnung eigner Impulse auch kennen? Die Gemeinschaft über die Person stellen, mich selber so weit zurücknehmen, dass ich nicht aufmucke. Woher spüre ich, wann es gut ist, mich zurückzuhalten und wann es wohl sinnvoll sein könnte, einem Impuls Ausdruck zu geben?

T.R.: Das ist ein weiterer Schritt, den einem die Lebenserfahrung ein Stück weit vermittelt. Wir kennen das von Kindern, die sind natürlich deutlich impulsiver und dürfen das auch sein. Von Erwachsenen erwartet man, dass sie etwas impulsgesteuerter agieren. Aber dieses Unterdrücken von Impulsen muss nicht zwangsläufig dazu führen, dass sich schädliche Energien im Körper anhäufen, sondern man kann sie geschickt lenken. Und das kann dazu führen, dass man sich spirituell weiterentwickelt und für sich eine Art Weisheit generiert, die vielleicht sogar dazu führen kann, dass man die Einsicht gewinnt, egal, was ich mache, es ist immer das im Moment Bestmögliche.

N.A.: Für mich klingen in dem, was Sie sagen Werte an: Freundlichkeit, Herzlichkeit, Achtsamkeit, Weisheit … Gibt es bei den Chinesen einen Kanon an Werten, nach denen man streben sollte?

T.R.: Die Verbindung von Mensch und Natur ist bei den Chinesen in der Medizin und Philosophie ganz tief verankert. Man hat heutzutage nicht mehr den Eindruck, wenn man die ganze Umweltverschmutzung usw. sieht, aber eigentlich ist es schon integraler Bestandteil der chinesischen Denk- und Lebensweise. Z. B. wurden Hungersnöte von den Menschen in China sehr differenziert wahrgenommen. Sie hatten immer den Hintergrund, dass Nahrungsmittel ungleich verteilt waren oder dass ein gewisses Missmanagement eine Rolle gespielt hat. Das wurde in der Kultur auch so kommuniziert.

Auch Raubbau mit der Natur wurde im alten China sehr negativ gesehen. Die Idee war immer, dass der Mensch in Frieden und Einklang mit Erde und Himmel und der Natur leben sollte. Diese Naturphilosophie kommt auch in vielen Metaphern zum Ausdruck. Wir kennen aus dem Qi Gong z. B. den wundervollen Begriff „Stehen wie ein Baum". Was gibt es Schöneres, als wenn ein Mensch steht wie ein Baum und damit Verbundenheit zur Natur zum Ausdruck bringt?

N.A.: Wie schaffen Sie das in Ihrem Leben, zu stehen wie ein Baum, verbunden zu sein?

T.R.: Was ich regelmäßig in verschiedenen Situationen als sehr hilfreich empfunden habe, sind die Tuna-Atemübungen, die ich für mich ein bisschen abgewandelt habe. Sie sind für mich eine unheimlich gute Ressource, die mir in guten wie in schlechten Situationen immer sehr gut hilft.

Die Tuna-Atemübungen versuchen, den Atem mit leichten Bewegungen der Hände und Füße zu synchronisieren. Dabei werden im Sitzen oder Liegen die Hände und Füße synchron zum Einatmen ganz leicht nach innen gedreht (zur Körpermitte hin) und dann synchron zum Ausatmen wieder nach außen. Das kann man rein geistig machen, indem man die körperliche Übung gar nicht durchführt. Wenn man irgendwo sitzt und möchte innere Einkehr halten, kann man das also ganz still machen. Oder, wenn einem das schwer fällt, kann man die körperliche Übung auch äußerlich ausführen.

Das ist eine ganz einfache Übung, die mich zur Ruhe kommen lässt. Dann kann ich gesammelt Einkehr finden. Wenn mich ein Problem belastet, eröffnet sich dabei oft wie von allein der richtige Weg oder Ausweg.

N.A.: Was lässt sich noch in den Alltag integrieren?

T.R.: Ein weiterer guter Zugang für Patienten ist, wenn man ihnen Akupressur-Punkte an die Hand gibt, mit denen sie Einfluss nehmen können auf bestimmte Lebenssituationen, auf bestimmte Emotionen oder körperliche Empfindungen. Das ist auch immer ein schöner Weg, Energien zu regulieren und dadurch Ressourcen zu sparen, und das kommt wiederum einem gesunden Altern zugute.

N.A.: Welche Punkte sind hier wichtig?

T.R.: Leberpunkte sind sehr wichtig, z. B. Leber-3. Der befindet sich in der Schwimmhautfalte zwischen dem großen Zeh und dem zweiten Zeh. Dieser Punkt erhält die Beweglichkeit und reguliert die Emotionen.

Ein ganz wichtiger weiterer Punkt ist *Zusanli*, Magen-36, der befindet sich vier Partienten-Finger unterhalb der Kniescheibe und zwei Patienten-Finger nach außen neben dem Schienbein. Den haben die chinesischen Soldaten immer gerne benutzt, wenn sie lange Märsche vor sich hatten. Das ist ein sehr energetisierender Punkt. Er heißt übersetzt „Punkt der drei Weiler", weil die Soldaten, wenn sie den gedrückt hatten, drei weitere Weiler weit laufen konnten, ohne zu ermüden.

Ein unheimlicher schöner Punkt, der beruhigend und ausgleichend wirkt, wenn der Geist nicht zur Ruhe kommt, man nicht gut schlafen kann, ist der Punkt der sich auf der Scheitelspitze befindet. *Baihui* heißt der im Chinesischen oder in deutschen Nomenklatur LG20. Wenn man die Ohrspitzen verlängert und zum Scheitel nach oben geht, dann treffen sich die Zeigefinger auf dem Punkt *Baihui*. Anatomisch liegt er auf der Fontanelle, die beim Erwachsenen verknöchert ist. Bei Kindern kann man sie noch gut ertasten. Da findet sich so eine kleine Delle. Die kann man mit dem Fingernagel oder Finger etwas drücken und massieren. Das ist ein wunderbar ausgleichender Punkt. *Baihui* wird übersetzt mit „Punkt der göttlichen Gleichmut", weil seine Stimulierung Emotionen und körperliche Empfindungen regulieren hilft und uns damit unterstützt, uns verbunden mit dem großen Ganzen zu spüren.

Dr. Thomas Rampp leitet das Institut für Naturheilkunde und Traditionelle Chinesische Medizin an der Klinik für Naturheilkunde und Integrative Medizin der Kliniken Essen-Mitte.

Gesundes Älterwerden aus Sicht des Ayurveda

Syal Kumar im Gespräch mit Dr. Nils Altner

N.A.: Lieber Herr Kumar, sagt die ayurvedische Medizin etwas darüber, was Menschen können tun, um ihre Gesundheit und Lebenskraft auch im Alter zu erhalten?

S.K.: Ayurveda ist ein ganz altes Medizinsystem, ca. 3000 Jahre alt. *Ayur* bedeutet gesund und *veda* bedeutet Information oder Wissen. Ayurveda bedeutet also „das Wissen vom gesunden Leben". Dabei geht es vor allem präventiv darum, gesund zu bleiben. Trotzdem entwickeln wir Krankheiten. Dafür gibt es im Ayurveda Verfahren zur Therapie. Grundsätzlich stellen wir uns die Welt als aus fünf Elementen aufgebaut vor: Äther oder Raum, Luft, Feuer, Wasser und Erde. Das ist das Fünf-Elemente-Konzept. Daraus bauen sich unsere drei Grundprinzipien auf: Vata, Pitta und Kapha.

So entsteht Vata aus der Kombination von Äther oder Raum und Luft. Aus westlicher Sicht mag das seltsam erscheinen, denn der Raum zählt im Westen nicht zu den Elementen. Aber im Ayurveda oder in der indischen Philosophie wird das so gesehen. Vata steht in erster Linie für Bewegung.

N.A.: Wofür stehen Pitta und Kapha?

S.K.: Pitta ist die Kombination aus Feuer und Wasser. Das bedeutet, die normale Aktivität von Pitta ist Stoffwechsel. Dazu gehört auch die Enzymproduktion im Körper. Und Kapha entsteht aus der Kombination von Wasser und Erde. Das steht für Kraft, körperliche Kraft und auch für das Immunsystem.

Und wenn diese drei Faktoren in Ordnung sind, dann ist man gesund. Die drei werden auch den Lebensabschnitten zugeordnet. Von der Geburt bis ungefähr zum 12. Lebensjahr dominiert Kapha. In dieser Zeit treten oft Erkältungen auf, d. h. das Immunsystem ist betroffen. Von 12 Jahren bis ungefähr 40 Jahren dominiert Pitta. Und das ist die Jugend, die Zeit von Aktivität, Feuer und Energie. In der Jugend treten z. B. vermehrt Entzündungen und Hautkrankheiten wie Akne auf. Danach, ab 40 Jahren ungefähr, beginnt die Zeit des Vata, in der degenerative Prozesse dominieren. Nach 40 beginnen Abbauprozesse, die zu Erscheinungen wie z. B. Arthrose führen. Diese schränken unsere Beweglichkeit ein. Dem Element Vata ist auch die Nacht zugeordnet. Das Auftreten von Schmerzen in der Nacht ist ein klassisches Vataproblem.

N.A.: Ist gesund lange leben ein Ziel im Ayurveda?

S.K.: Ja natürlich, da spielt zum Beispiel Ernährung eine große Rolle, was esse ich und zu welcher Zeit. Dabei ist der zeitliche Aspekt sehr individuell. Es gibt keine allgemein gültigen Regeln, was zu welcher Zeit gegessen werden sollte. Aber es gibt das Konzept, dreimal am Tag eine Mahlzeit zu sich zu nehmen. Frühstück, Mittagessen, Abendessen – und mittags muss es eine große Portion sein.

Warum muss es mittags eine große Portion sein? Pitta ist mittags aktiv. Draußen ist es warm (zumindest in Indien), die Sonne scheint mittags, und deswegen sind wir aktiv. Und jegliche Aktivität produziert viele Enzyme. Und da können wir eine große Menge essen, denn wir verdauen und absorbieren dann gut. Abends ist es nicht so. Abends sind wir müde, die Absorption ist reduziert. Also essen wir dann besser weniger.

N.A.: Worauf sollten wir noch achten, wenn wir älter werden?

S.K.: Wir sollten zum Beispiel extreme Aktivitäten und kaltes Klima vermeiden. Zu viel kaltes Trinken und Essen ist nicht gut. Trockene Nahrungsmittel wie Brot sollten wir sparsam essen. Und alles, was bläht, sollten wir meiden. Dazu zählen auch kohlensäurehaltige Getränke, Sprudelwasser, Coca Cola, Fanta, alle solche Dinge. In Bezug auf die Nahrungsmittel hat jeder einen eigenen Stoffwechsel. Bei manchen bläht Kohl, bei manchen bläht Weizen. Das ist unterschiedlich. Aber alles, was bläht, ist nicht gut.

N.A.: Wenn also Luft und Bewegung im Alter vorherrschen, wollen wir sie im Lebensstil nicht noch weiter stärken, sondern sie eher durch Kapha oder Pitta in Harmonie halten?

S.K.: Ja, wir wollen sie in Harmonie halten und nicht noch weiter verstärken.

N.A.: Das heißt, nicht zu viel Bewegung im Alter?

S.K.: Bewegung ist schon wichtig, aber im richtigen Maß. Das heißt auch, zu viele Gedanken machen und viel fragen ist nicht gut, und zu viel körperliche Belastung ist auch nicht gut. Keine extremen Aktivitäten. Ruhe ist wichtig. Im Vata-Lebensalter sollte man ausreichend Ruhe halten.

N.A.: Es gibt doch im Hinduismus eine Art Lebensalter-Planung. Was schlägt die vor?

S.K.: Das ist ein Konzept der Hindu Philosophie. Wenn man jung ist, soll man studieren und lernen. Dann kommt heiraten, Kinder produzieren und groß ziehen und dann, wenn die Kinder erwachsen sind und man älter ist, hat man die Zeit, wo man meditiert und den Sinn sucht. Das bedeutet dann, nicht mehr so viel im Äußeren aktiv zu sein. Zum Beispiel können wir jede Woche einen zusätzlichen Ruhetag einlegen.

N.A.: Ist da auch ein Entwicklungsgedanke dabei? Ruhe kann ja nach Stagnation oder nach Stillstand klingen.

S.K.: Nein, kein Stillstand. Stillstand ist etwas anderes. Stillstand bedeutet, dass man nicht mehr wächst. Ruhestand bedeutet: Das Leben ist noch nicht vollendet. Das Leben geht noch weiter. Wir sind noch nicht tot. Wir warten auch nicht auf den Tod. Wir bereiten uns auf das nächste Leben vor. Das ist kein Stillstand. Wir bereiten uns in Ruhe auf den Tod vor und auf das Weiterleben nach dem Tod.

N.A.: Wie können wir das tun?

S.K.: Normalerweise widmen wir uns in dieser Lebensphase der Fürsorge. Das bedeutet: Wir ernähren uns gut, gehen in den Tempel und beten. Und wir tun Gutes für andere, helfen den Armen, egal, ob mit Geld oder Essen. Fürsorge für andere und solche Dinge. Und oft haben wir eine Ritualisierung im Tagesablauf. Zum Beispiel morgens aufstehen, meditieren, in den Tempel gehen, abends wieder meditieren.

Es ist wichtig, sich Zeit zum Beten oder Meditieren zu nehmen. Morgens und abends. Morgens, wenn die Sonne aufgeht und abends, wenn die Sonne untergeht. Morgens ist Ruhe und abends ist auch Ruhe.

Wofür betet man? Das ist unterschiedlich. Wenn man jung ist, dann betet man für eine gute Entwicklung. Wenn man alt ist, betet man nicht für Geld oder so etwas, sondern z. B. für ein gutes nächstes Leben oder für einen guten Tod ohne Krankheit.

N.A.: Was tun Sie für sich im Alltag, um gesund und vital zu bleiben?

S.K.: Ich habe Tagesrituale. Ich meditiere morgens und bin sportlich aktiv. Ich spiele Badminton im Verein – an zwei Tagen. Die anderen Abende verbringe ich mit Joggen, Laufen und Schreiben, ein bisschen Fernsehen mit meiner Frau. Musik spielt eine große Rolle für uns. Ich singe auch. In Indien habe ich klassische indische Musik studiert.

N.A.: Wie schön! Sie haben für uns hier noch nie gesungen, oder?

S.K.: Ich weiß nicht, ob das hier jemanden interessiert. Musik muss sein, egal was ist. In Indien gibt es immer Musik. Wenn wir lernen, spielt Musik. Während wir denken, singen wir manchmal. In Indien gehört Musik zum Leben.

N.A.: Vielen herzlichen Dank!

Syal Kumar ist ayurvedischer Arzt in fünfter Generation. Er leitet die ambulante Klinik für traditionelle indische Medizin an der Klinik für Naturheilkunde und Integrative Medizin der Kliniken Essen-Mitte.

Die Autoren

Vom ersten Tag an faszinierten **Dr. Nils Altner** die Resonanzen zwischen den Menschen. An der Schönheit in Natur und Kultur hat er große Freude. Er ist zweifacher Vater, Bildungs- und Gesundheitswissenschaftler. Bewusste Achtsamkeitspraxis begleitet ihn seit gut dreißig Jahren. Über zehn Jahre lang hat er mit Lehraufträgen an deutschen Hochschulen und an der Harvard University unterrichtet. Zur Zeit forscht, unterrichtet und publiziert Nils Altner mit Freude zu den Themen Achtsamkeit, Prävention, (betriebliche) Gesundheitsförderung, Mind-Body-Medizin, Tiefenökologie und Persönlichkeitsentwicklung am Stiftungslehrstuhl für Naturheilkunde und Integrative Medizin der Univerität Duisburg-Essen.

Birgit Ottensmeier hat früh die Frage bewegt: Was macht Menschen glücklich? Was hält sie gesund an Leib und Seele? Antworten hat sie im Rahmen eines Philosophie- und Gesundheitswissenschaftsstudiums, in der therapeutischen Arbeit mit Menschen (z. B. in der Drogenhilfe) und in zahlreichen Projekten im Schwerpunkt „Gesundheit im Alter" in der Bertelsmann Stiftung sowie in der betrieblichen Gesundheitsförderung gefunden. Sie blickt auf 30 Jahre Achtsamkeitspraxis zurück und schöpft aus ihrer Rolle als Mutter, Tochter, Freundin, Partnerin und dem Prozess des lebendigen Menschseins. Birgit Ottensmeier beschreibt sich als glücklich und dankbar, Erkenntnisse und Erfahrungen weiterzugeben: in Forschungsprojekten im Rahmen ihrer Tätigkeit als wissenschaftliche Mitarbeiterin der Kliniken Essen Mitte und in ihrer eigenen Praxis in Bielefeld.

Carstens-Stiftung : Natur und Medizin
Erforschen. Erklären. Erleben

Ob Pflanzenheilkunde, Akupunktur, Homöopathie oder Blutegeltherapie – die Komplementärmedizin ist sehr vielseitig.

Wichtig dabei ist, genau zu wissen, welches Therapieverfahren bei welchen Krankheiten helfen kann. Antworten auf Ihre Fragen zur Naturheilkunde und Homöopathie gibt die Carstens-Stiftung : Natur und Medizin. Die Stiftung mit Sitz in Essen setzt sich bereits seit über dreißig Jahren dafür ein, dass Naturheilkunde und Homöopathie in der Medizin stärker verankert werden.

Die Carstens-Stiftung : Natur und Medizin ist auf die Unterstützung ihrer Fördermitglieder angewiesen – um Forschung zu fördern und Patienten unabhängig und fundiert beraten zu können.

Ihren Auftrag, Forschungsarbeiten zu veröffentlichen und ihre Ergebnisse verständlich aufzubereiten, nimmt die Carstens-Stiftung : Natur und Medizin sehr ernst. Denn nur so kann die Bevölkerung fundiert über die Möglichkeiten der Komplementärmedizin informiert werden. Dazu wurde 1998 der KVC Verlag gegründet und auf diesem Weg ein individuelles Profil für die Veröffentlichungen geschaffen.

Eine Mitgliedschaft bei Natur und Medizin e. V. lohnt sich in jedem Fall: Die sechsmal im Jahr erscheinende Mitgliederzeitschrift informiert zu spannenden Themen aus der Komplementärmedizin, gibt Selbsthilfe-Tipps und stellt aktuelle Forschungsergebnisse vor. Als besondere Leistung bietet das Team der Carstens-Stiftung : Natur und Medizin ihren Mitgliedern ein exklusives Ratgeberangebot, einen Recherche-Service zu individuellen Indikationen und Therapiemöglichkeiten an. Außerdem finanziert die Stiftung regelmäßig Veranstaltungen und Vorträge. Eine Mitgliedschaft gibt es schon ab 42 Euro im Jahr.

Weitere Informationen und Aufnahmeunterlagen erhalten Sie unter:
Carstens-Stiftung : Natur und Medizin, Am Deimelsberg 36, 45276 Essen,
Tel: 0201/56305 70, www.naturundmedizin.de